Rodolphe PAUZANO

LES PÈRES EFFACÉS

L'emprise et l'exclusion parentale

HYPNERGETIC™

HYPNERGETIC™

www.rpauzano.fr

ISBN numérique : 9791043902314

EAN papier : 9791043902321

Dépôt légal : Février 2026

A Hugo,

A mon père,

A toi, bien évidemment...

Avant-propos

Ce livre aborde un sujet à la fois sensible, complexe et profondément humain : les mécanismes d'emprise psychologique au sein du couple, et leurs répercussions sur l'exercice de la parentalité après une séparation, notamment à travers le phénomène de disqualification parentale.

Il est essentiel, dès les premières lignes, d'affirmer une position claire et sans ambiguïté : l'emprise et l'aliénation parentale ne sont pas des phénomènes réservés à un sexe ou à un genre. Elles peuvent concerner aussi bien les femmes que les hommes, les mères que les pères. Ce n'est pas une affaire d'hommes contre femmes : c'est d'abord une violence faite aux enfants, à leur équilibre, à leur droit fondamental d'aimer et d'être aimé par leurs deux parents.

Si cet essai choisit d'explorer un scénario particulier - celui d'un père disqualifié par une mère manipulatrice ou présentant des traits pervers - c'est par souci de mettre en lumière une réalité trop souvent passée sous silence, et non dans l'intention de généraliser ou de renverser les stéréotypes traditionnels. On peut très bien, si on le souhaite, remplacer le féminin par le masculin. Cette approche ne nie en rien les souffrances vécues par de nombreuses mères victimes de comportements similaires.

Les dynamiques d'emprise et d'exclusion parentale sont des violences psychologiques graves, indépendamment du sexe de la personne qui les subit où les exerce.

Ce texte ne s'inscrit pas non plus dans une logique masculiniste. Il ne prétend pas que les hommes sont toujours victimes ni que les femmes sont par nature manipulatrices. Il ne s'agit pas de dresser les genres les uns contre les autres, mais de comprendre une configuration familiale spécifique où le père, après une séparation souvent, mais pas toujours, initiée par lui, est frappé d'une disqualification progressive et injuste dans son rôle de parent. Comprendre cette configuration ne revient pas à l'ériger en norme, mais à lui donner un espace de parole et d'analyse, comme cela devrait être le cas pour toute souffrance parentale réelle.

Le véritable enjeu ici n'est donc pas de défendre les droits d'un genre contre un autre, mais de protéger l'enfant contre les dommages collatéraux d'une guerre d'ego entre adultes. Lorsqu'un parent - homme ou femme - instrumentalise un enfant pour nuire à l'autre, il détourne l'amour filial de son axe naturel et insécurise le développement affectif de l'enfant. Cette instrumentalisation, quelle qu'en soit la forme (discours dévalorisant, empêchements, fausses accusations, ruptures imposées), constitue une violence psychologique à part entière, dont l'enfant est toujours la première victime.

Des situations différentes co-existent :

- Ainsi, certaines mères témoignent d'avoir été évincées de la vie de leur enfant par un ex-conjoint dominateur, usant de son influence ou de manipulations judiciaires pour les priver de contact.

- Alors que d'autres parents, quelle que soit leur identité de genre, parviennent au contraire à maintenir un dialogue respectueux, et à construire une coparentalité équilibrée. Ces modèles de coopération sont précieux et doivent être mis en valeur comme exemples de maturité affective et de priorité donnée au bien-être de l'enfant.

Cet ouvrage défend donc avec force l'importance fondamentale du double lien parental. Un enfant a besoin, pour se construire sainement, de sentir qu'il peut aimer ses deux parents sans être pris à partie, ni devoir choisir. Il a besoin de sécurité, de stabilité, et surtout de vérité affective. Or, toute stratégie de disqualification parentale, qu'elle soit consciente ou non, détruit cette vérité. Elle transforme l'enfant en terrain de conflit, en outil de vengeance, en messager de la haine d'un parent envers l'autre.

Je suis père et thérapeute et je crois profondément que les pères et les mères sont essentiels à parts égales au développement émotionnel, psychique et identitaire de leurs enfants.

La reconnaissance de l'un ne doit jamais passer par l'exclusion de l'autre. C'est pourquoi il est nécessaire que les institutions judiciaires, sociales et éducatives soient davantage formées à repérer ces formes d'emprise post-séparation, quelles que soient les identités des protagonistes.

Ce travail est une contribution, parmi d'autres, à la compréhension de ces dynamiques silencieuses mais destructrices. Il se veut aussi un appel à la nuance, à la prudence et à la responsabilité parentale partagée, loin des idéologies ou des simplifications dangereuses.

Il ne s'agit pas de prendre parti pour un genre, mais uniquement pour l'enfant.

Prologue

Quand l'emprise ne s'arrête pas avec la séparation, elle se transforme...jusqu'à effacer un parent de la vie de son enfant.

Derrière chaque mot de ce livre, deux voix se superposent. La première, celle du thérapeute, qui écoute, observe, analyse, accompagne. Et la seconde, plus discrète, presque murmurée, de l'homme, du père qui a lui aussi traversé ce désert. Car au-delà des pères rejetés et des enfants manipulés que j'aide à se reconstruire, je fais moi-même partie de cette histoire.

J'ai connu l'exclusion parentale non pas comme un concept théorique, mais comme une réalité intime, une cicatrice au cœur.

J'ai vu de l'intérieur comment la manipulation peut tordre les liens, comment l'amour filial peut être utilisé comme une arme, comment un père aimant peut se retrouver réduit au silence dans la vie de son propre enfant.

Je sais ce que c'est que de voir s'éloigner un enfant non pas parce qu'il le veut véritablement, mais parce qu'on lui a imposé une histoire qui n'est pas la sienne.

Je sais ce que c'est que de sonner à une porte

intérieure qui ne s'ouvre plus, de porter une douleur si intense qu'on ne peut ni l'exprimer ni la partager, de vivre avec une absence qui prend toute la place.

Ce livre n'est pas une plainte, ni une retranscription de mon histoire personnelle.

Il est une trace de reconstruction.

On croit d'abord que cela ne finira jamais. Que le temps n'adoucit pas la souffrance. Que la blessure est trop profonde. Et pourtant, au cœur même de cette épreuve, j'ai découvert qu'il existait en moi une force insoupçonnée : celle de se relever.

J'ai appris, pas à pas, qu'il existe toujours une issue pour sortir de l'emprise, hors du labyrinthe des manipulations et de la violence psychologique. Que la douleur peut se transformer en force, la perte en lucidité, et la colère en détermination positive.

Oui, l'aide et le soutien extérieur sont indispensables. Ils ouvrent des portes, tendent des mains, rallument des lumières. Mais vient toujours ce moment crucial où l'on se retrouve seul, face à soi- même, à nos forces comme à nos fragilités. C'est là que tout se joue, que l'on choisit de ne plus se laisser définir par la blessure.

Car choisir d'avancer, de grandir et de se renforcer naît de cette décision intime : ne pas s'enliser dans le chaos, mais en faire le point de départ d'une existence plus vaste et apaisée.

Aujourd'hui, je suis à la fois le témoin et la preuve que l'on peut renaître de cette expérience.

Qu'il est possible de retrouver une identité pleine, un cœur qui bat sans peur, une capacité d'aimer qui ne soit plus prisonnière du passé.

Même les routes les plus fracturées mènent un jour vers un avenir résilient où la paix s'installe.

Car l'emprise et l'exclusion parentale brisent, c'est indéniable.

Mais elles n'ont pas le dernier mot.

Introduction

La séparation constitue souvent un bouleversement émotionnel et relationnel majeur, aussi bien pour les anciens partenaires que pour les enfants. Mais dans certaines situations particulièrement conflictuelles, cette rupture agit comme un catalyseur : elle réveille ou intensifie des dynamiques déjà toxiques. Parmi elles, la disqualification parentale - lorsqu'une mère manipulatrice ou présentant des traits pervers s'emploie à retourner l'enfant contre son père - devient une arme relationnelle redoutable.

Il ne s'agit pas d'un simple désaccord éducatif ni d'un éloignement lié à la séparation. Cette dynamique s'inscrit plutôt dans une logique de contrôle, de vengeance et de prolongement de l'emprise affective que la femme exerçait déjà pendant la relation de couple.

Pour une femme manipulatrice ou à traits narcissiques, la séparation n'est pas vécue comme une étape douloureuse à traverser, mais comme une atteinte directe à son ego, une remise en question de sa toute-puissance. L'homme qui prend ses distances est perçu comme s'il avait commis un véritable crime de lèse-majesté : il doit le payer, et le prix sera élevé, peu importe les conséquences pour les enfants.

Dans cette logique, les enfants ne sont pas aimés pour eux-mêmes. Derrière l'image soigneusement entretenue de la « mère parfaite », ils deviennent objets de possession, outils de valorisation ou d'attaque contre l'ex-conjoint. L'amour maternel, ici, cède la place à une instrumentalisation affective qui laisse des traces profondes dans leur construction émotionnelle. Le psychanalyste Alberto Eiguer, spécialiste de la perversion narcissique, explique que le pervers narcissique ne supporte pas la perte de contrôle sur l'autre. La séparation devient alors une blessure narcissique intolérable qui appelle une réponse punitive, dans le but de préserver son image auprès des autres, et de restaurer un égo infatué autant que fragile.

Une logique de vengeance

C'est à ce moment-là qu'une véritable logique de vengeance s'installe. Les enfants cessent d'être des sujets à part entière pour devenir les instruments, les leviers affectifs d'une guerre qui ne les concerne pas. Leur mère ne les voit plus comme des êtres à protéger, mais comme des objets au service de son propre ressentiment.

Le mécanisme de disqualification parentale consiste alors à effacer symboliquement le père de son rôle éducatif, affectif et identitaire auprès des enfants, à le faire disparaître du récit familial comme s'il n'avait jamais compté.

Le pédopsychiatre américain Richard A. Gardner a été l'un des premiers à forger le concept de *« syndrome d'aliénation parentale »* (SAP). Il décrit comment un parent peut conditionner un enfant à rejeter l'autre sans raison valable, entraînant ainsi une rupture artificielle du lien parental. Toutefois, cette notion a suscité une vive controverse. On lui reproche notamment d'utiliser le terme de *syndrome* alors que le phénomène ne repose pas sur des bases médicales solides : l'enfant n'est pas malade, il réagit à un contexte pathologique (conflit de loyauté, manipulation parentale, stratégies d'emprise). Parler de *syndrome* risque en outre de stigmatiser l'enfant plutôt que de mettre en lumière les comportements nocifs du parent aliénant, qui sont pourtant à l'origine de la rupture. C'est pourquoi, tout au long de cet ouvrage, on parlera plutôt de disqualification parentale, ou d'exclusion parentale, termes plus ajustés à la réalité du phénomène. Comme le remarque le psychiatre et expert judiciaire Paul Bensussan : *« On peut nier le mot, mais on ne peut nier le phénomène* [1] *»*.

Il convient également de souligner que, dans l'immense majorité des cas, le parent aliénant est celui chez lequel la résidence habituelle des

---

[1] Paul Bensussan, *Aliénation parentale : abus psychologique de l'enfant,* l'Encéphale, *2017*.

enfants a été fixée. Or, malgré les évolutions sociales, la résidence des enfants reste le plus plus souvent attribuée à la mère.

En 2020, sur environ quatre millions d'enfants mineurs dont les parents sont séparés, seulement 11,5 % vivaient en résidence alternée. Tous les autres résidaient principalement ou exclusivement chez l'un des deux parents, le plus souvent au domicile de la mère (86%).[2]

Ce constat reste valable même lorsque le parent gardien est le père : celui qui détient la résidence principale détient aussi l'ascendant affectif le plus direct et donc le pouvoir d'influence le plus élevé. Le lien entre l'emprise conjugale et la disqualification parentale s'éclaire ainsi : tant que le couple existe, la femme manipulatrice exerce un contrôle direct sur son partenaire. Après la rupture, elle perd cette emprise conjugale et la transfère sur le terrain de la parentalité. La disqualification parentale apparaît comme le prolongement de l'emprise, sous une autre forme. Elle s'inscrit dans un contexte où les institutions continuent souvent de sacraliser la figure maternelle, tout en peinant à reconnaître la réalité des manipulations et à protéger les pères concernés. À cela s'ajoute l'attitude de certains

---

[2] Source : www.insee.fr. / statistiques et études

intervenants (travailleurs sociaux, soignants, magistrats) qui, par manque de formation ou par préjugés, ignorent totalement le phénomène ou en nient purement et simplement l'existence. Pourtant, il s'agit à la fois d'une forme de violence conjugale post-rupture particulièrement pernicieuse s'exerçant sur l'ex-conjoint, et d'une forme de maltraitance intra-familiale sur les enfants, une violence invisible dissimulée sous un masque de protection et de bienveillance.

Pour comprendre pleinement ce phénomène aussi vaste que douloureux, il s'agit d'entrer dans l'intimité des relations humaines là où tout commence : dans la rencontre entre deux êtres, leur histoire commune, puis leur séparation :

Qui sont ces (ex-) conjoints ?
Quelle dynamique les unit, ou les déchire ?

Retracer la psychodynamique du lien permet d'éclairer ce qui peut mener à des ruptures aux conséquences si profondes pour l'enfant.

Deux réalités doivent aussi être clairement distinguées : le rejet légitime d'un parent par l'enfant, parfois nécessaire pour sa sécurité, et la disqualification parentale, où la relation se brise sous l'effet de l'emprise et de la manipulation. Ce basculement ne s'opère pas d'un seul coup. Il prend racine dans l'intimité du couple, se nourrit de blessures, d'injustices réelles ou supposées, avant de se focaliser sur l'enfant, transformé en enjeu et en instrument d'un conflit qui le dépasse.

Les stratégies subtiles, les leviers psychologiques et les techniques d'influence qui capturent peu à peu la pensée et les émotions de l'enfant jusqu'à l'éloigner d'un parent aimant méritent, elles aussi, une analyse approfondie.

Le regard croisé des neurosciences et de la psychologie révèle combien ces dynamiques marquent durablement l'enfant et le parent rejeté, parfois bien au-delà de l'enfance elle-même.

Enfin, le rôle des institutions, leurs responsabilités et les perspectives de reconstruction du lien familial doivent également être interrogés. Car derrière les chiffres et les théories se trouvent toujours des enfants en quête de réponses, des pères en souffrance et une société appelée à mieux comprendre pour mieux agir.

Puissent ces pages devenir une ressource pour tous ceux qui se trouvent pris dans la tourmente de la rupture parentale.

Pour les pères injustement rejetés, qu'elles apportent un souffle d'espoir, une reconnaissance de leur douleur et des repères pour ne pas s'effondrer sous le poids de l'injustice.

Pour les magistrats, travailleurs sociaux et professionnels du soin, qu'elles offrent un éclairage leur permettant d'agir avec plus de lucidité, de dépasser leurs croyances limitantes et d'aborder chaque situation avec discernement et humanité.

Mais surtout, que cet ouvrage puisse tracer un chemin pour les enfants eux-mêmes, ceux qui ont grandi avec un parent aimant, soudain transformé en étranger par le jeu des conflits et des loyautés invisibles.

Qu'il les aide à mettre des mots sur le chaos intérieur, à comprendre que la douleur qu'ils portent ne leur appartient pas entièrement, et que l'amour peut aussi se reconstruire, malgré la manipulation psychologique infligée par un parent censé les protéger.

1

Portrait de la femme manipulatrice

Ce chapitre s'attache à décrire les traits, les attitudes et les dynamiques internes des femmes qui exercent une forme d'emprise psychologique sur leur partenaire. Il ne s'agit pas ici de généraliser ni de stigmatiser, mais d'éclairer un profil pathologique bien documenté dans les sciences humaines : celui de la manipulatrice, souvent à traits pervers narcissiques, dont les comportements affectent gravement les équilibres conjugaux et familiaux.

Traits de personnalité dominants

• *Charme et maîtrise sociale :*

Elle possède un charme naturel ou cultivé, capable de captiver et d'influencer les autres rapidement. Cette capacité sociale est un outil stratégique qui lui permet d'obtenir coopération et attention. Son charisme s'accompagne d'une grande conscience de l'image qu'elle projette, ainsi que d'une capacité à ajuster son comportement selon le contexte et l'interlocuteur. Elle est obsédée par la mise en scène d'elle-même.

• *Calcul et pragmatisme :*

Elle agit souvent avec un raisonnement pragmatique et stratégique. Elle évalue constamment les situations, les réactions des autres et les résultats possibles avant d'agir, transformant ses interactions en un terrain de jeu où chaque geste, chaque mot ou silence est choisi pour atteindre un objectif précis.

• *Contrôle émotionnel et froideur apparente :*

Bien que capable de feindre l'émotion ou la vulnérabilité, sa personnalité se caractérise par une maîtrise de ses propres émotions et une capacité à rester rationnelle dans les situations de tension, surtout en public. Cette froideur calculée renforce son autorité et sa capacité à influencer autrui.

• *Sens aigu de la manipulation et de la stratégie :*

Elle possède une grande perspicacité psychologique : elle détecte rapidement les failles, besoins et vulnérabilités des autres, et adapte ses techniques pour maximiser son contrôle. Cette compétence repose sur une combinaison de lecture fine des émotions et d'analyse des motivations des autres.

• *Égocentrisme et besoin de contrôle :*

Une caractéristique fondamentale de sa personnalité est le centrage sur ses propres besoins et objectifs, souvent au détriment des autres. Ce trait explique sa propension à la manipulation et à l'exploitation psychologique, car ses interactions sont orientées vers le maintien ou l'augmentation de son influence et de son emprise.

• *Flexibilité sociale et adaptabilité :*

Elle sait moduler son comportement selon le contexte ou la personne, alternant charme, séduction, reproche ou victimisation pour obtenir le résultat souhaité. Cette adaptabilité rend ses stratégies particulièrement efficaces et difficiles à détecter.

• *Une personnalité à double visage :*

On pourrait dire que la manipulatrice vit avec deux visages. Le premier, celui qu'elle offre au monde, brille d'une bienveillance apparente. Dans le cercle social, elle se montre souriante, attentive, toujours prête à rendre service ou à complimenter. Ses mots semblent pesés pour plaire, pour rassurer, pour inspirer confiance. Aux yeux des collègues, des amis ou de la famille élargie, elle incarne souvent la personne irréprochable, l'amie loyale, la compagne exemplaire.

Mais derrière ce masque social se cache une autre facette, réservée à la sphère intime. Là, le ton change. Les silences deviennent lourds, les reproches s'insinuent avec subtilité, et la culpabilisation s'installe sans que l'on s'en rende compte.

Ce double jeu crée une ambivalence déroutante pour la cible. Comment concilier l'image charmante que tout le monde admire avec l'expérience personnelle d'un climat émotionnel tendu, parfois oppressant ?

Beaucoup finissent par se demander si le problème ne vient pas d'eux *: « Peut-être que j'exagère... Elle est si gentille avec les autres... ».* Cette duplicité alimente la confusion et renforce le pouvoir de la manipulatrice, qui contrôle à la fois son image publique et la perception privée de sa proie.

Lien entre personnalité et comportements

La personne manipulatrice façonne directement ses comportements et les stratégies qu'elle déploie pour exercer son influence. Par le biais de flatterie, de langage persuasif ou de séduction subtile, elle installe un lien émotionnel qui génère une dépendance affective.

Animée par le calcul et le contrôle, elle orchestre ses relations comme une partie d'échecs. Chaque mot, chaque silence est pesé pour maintenir l'avantage. Derrière une façade maîtrisée, elle manipule habilement émotions et perceptions pour limiter toute résistance. Son égocentrisme nourrit ce besoin de dominer, tandis que sa souplesse sociale lui permet de s'adapter à chacun pour renforcer son emprise et atteindre ses objectifs.

Mécanismes psychologiques activés

Les comportements de ce type de personnalité, systématiquement calculés, agissent sur les mécanismes psychologiques de l'autre en exploitant ses dynamiques émotionnelles et cognitives profondément ancrées.

• *Dépendance émotionnelle et charisme :*

Dès le début d'une relation, son charisme et sa maîtrise sociale créent un attachement rapide. Par exemple, elle peut complimenter subtilement son partenaire sur sa capacité à comprendre ses émotions ou à anticiper ses besoins : *« Tu es le seul qui puisse vraiment me comprendre. »* est une phrase typique rapportée par les hommes. Ces marques d'attention, tout en paraissant spontanées, installent progressivement une dépendance affective. Ce dernier cherche alors à conserver ce lien, orientant ses décisions et comportements autour de la satisfaction de sa partenaire prédatrice. Comme le souligne Jean-Léon Beauvois, *« Les techniques de manipulation reposent souvent sur des stratégies subtiles qui exploitent les mécanismes psychologiques des individus, les amenant à agir contre leur propre jugement sans qu'ils en aient conscience* [3] ».

- *Dissonance cognitive et culpabilisation :*

La dissonance cognitive décrit l'état psychique d'une personne confrontée à deux idées ou croyances incompatibles. Cette tension intérieure génère anxiété et confusion, car elle met l'individu face à un choix mental difficile voire impossible à résoudre. Lorsqu'une situation conflictuelle survient, la femme manipulatrice pratique souvent la culpabilisation et l'inversion des responsabilités, créant ainsi cette dissonance.

Par exemple, si un partenaire exprime un désaccord légitime, elle peut répondre : « *Si tu m'aimais vraiment, tu comprendrais pourquoi je réagis ainsi.* » ou encore : « *Tu me forces à réagir ainsi* ». L'homme sait rationnellement qu'il n'a pas tort, mais ce reproche subtilement formulé le pousse à remettre en question sa propre perception.

- *Conditionnement intermittent :*

La personne toxique utilise fréquemment

---

3 In Jean-Léon Beauvois et Robert-Vincent Joule, *Petit traité de manipulation à l'usage des honnêtes gens*, Presses Universitaires de Grenoble 1987

une technique connue sous le nom de « *conditionnement intermittent* », consistant à alterner moments d'attention, compliments et marques d'approbation avec périodes de retrait, critiques ou reproches subtils. Dans un langage plus courant, cette pratique correspond à souffler le chaud et le froid. Cette oscillation crée un renforcement émotionnel irrégulier, qui maintient son interlocuteur dans un état de vigilance et de dépendance psychologique.

Par exemple, un jour, elle peut féliciter son partenaire pour une initiative : « *J'apprécie vraiment la manière dont tu as géré cette situation, c'était très attentif.* » Mais dès le lendemain, elle souligne un détail mineur ou émet un reproche apparemment insignifiant : « *C'est bien, mais tu aurais pu mieux t'y prendre ici...* ». Cette alternance, qui combine encouragement et critique, crée une incertitude constante : le partenaire ne sait jamais exactement quel comportement sera récompensé ou sanctionné. Cette manière d'agir est très différente d'une critique justifiée qui, dans une relation saine, s'exprime avec clarté et équilibre.

Ici, la remarque est précise, basée sur un fait concret, et accompagne la personne vers une amélioration. Elle sait exactement ce qui est attendu et peut agir pour rectifier la situation. La critique n'implique pas d'incertitude émotionnelle : la personne incriminée comprend le problème et la manière de le résoudre, sans ressentir de pression psychologique excessive. A l'inverse, ce conditionnement psychique s'appuie sur les principes du renforcement intermittent étudiés en psychologie comportementale : lorsque les récompenses ou punitions sont imprévisibles, l'investissement émotionnel et l'attention de l'individu augmentent considérablement. Celui-ci devient alors obsédé par la nécessité de prévoir et d'anticiper les réactions de la manipulatrice afin de restaurer son approbation et d'éviter ses critiques.

À terme, ce processus génère une dépendance affective et un état de tension émotionnelle permanent. La fluctuation entre reconnaissance et critique ne laisse jamais le conjoint totalement détendu, l'incitant à ajuster continuellement son comportement pour tenter de conserver l'acceptation et l'affection de sa partenaire contrôlante.

Ainsi, le conditionnement intermittent ne se limite pas à un simple jeu de compliments et de reproches : il constitue un outil stratégique de contrôle relationnel, consolidant l'emprise et exacerbant la dépendance psychologique.

• *Exploitation des biais cognitifs :*

La manipulatrice ne se contente pas de jouer sur les émotions de ses victimes : elle exploite également les biais cognitifs naturels (biais de confirmation, de négativité, de crédulité sociale), ces raccourcis mentaux qui influencent la manière dont nous percevons et interprétons les événements.

• Le biais de confirmation :

Il s'agit d' une tendance cognitive qui conduit une personne à privilégier les informations qui soutiennent ses croyances initiales, tout en écartant ou en minimisant celles qui pourraient les contredire. Sans en avoir pleinement conscience, l'individu sélectionne, interprète et mémorise les faits de manière orientée, préservant ainsi la cohérence de sa vision du monde.

• Le biais de négativité :

Ce biais accentue de même l'impact des critiques par rapport aux compliments. Une remarque anodine ou un reproche mineur peuvent rester gravés dans la mémoire du conjoint pendant des jours, alors que les compliments sincères sont souvent relativisés ou oubliés. Ce déséquilibre crée une vision déformée de la réalité, où tout ce qui est négatif est amplifié, renforçant le doute de soi et la dépendance affective.

• Le biais de crédulité sociale :

Le biais de crédulité sociale, quant à lui, rend

la proie particulièrement réceptive aux apparences de bonne foi. Même lorsque la prédatrice adopte un comportement ambigu ou envoie des signaux contradictoires, la victime tend à croire en ses intentions positives. Elle interprète les incohérences comme des erreurs ou des maladresses, et non comme des stratégies de contrôle.

En combinant ces biais cognitifs, la personnalité dominatrice transforme chacune des perceptions de l'autre. Chaque action, chaque parole devient une pièce d'un puzzle qui entretient la confusion, le doute et la dépendance psychologique. Ce mécanisme illustre comment les vulnérabilités cognitives naturelles peuvent être utilisées pour renforcer l'emprise relationnelle et maintenir le contrôle sur autrui, de manière imperceptible mais très efficace.

L'un des effets les plus insidieux de la manipulation réside dans l'instauration d'un climat émotionnel instable dans lequel l'homme ne sait jamais à quoi s'attendre. La manipulatrice alterne phases de proximité et de retrait, affection et froideur, critiques voilées et silences prolongés. Cette imprévisibilité n'est pas accidentelle, il s'agit d'une véritable arme psychologique.
Après un désaccord, par exemple, elle peut se retirer complètement, ne plus répondre aux messages, ignorer la présence de l'autre dans la maison, sans offrir la moindre explication.

Le conjoint, pris de court, se met alors à guetter chaque signe : un regard, un mot, une inflexion de voix qui pourrait indiquer une amélioration... ou au contraire annoncer une nouvelle crise. Chaque interaction devient un terrain miné où le moindre faux pas pourrait déclencher reproches ou critiques implicites.

Cette vigilance permanente a deux effets majeurs. D'abord, elle épuise mentalement l'homme-cible, qui mobilise toute son énergie pour analyser les moindres signaux et éviter un nouveau conflit. Ensuite, elle renforce nettement la dépendance psychologique puisque la personne narcissique détient le pouvoir de rétablir ou de retirer l'affection, la victime, « toujours plus docile [4] » finit par ajuster son comportement en permanence pour retrouver la paix relationnelle.

Au fil du temps, ce climat d'incertitude affective transforme la relation en une sorte de labyrinthe émotionnel, dans lequel l'homme avance à tâtons, espérant retrouver une sortie qui semble toujours se déplacer plus loin.

L'autonomie s'effrite, la confiance en soi s'amenuise, et l'emprise émotionnelle se renforce jour après jour.

---

[4] Cf Beauvois et Joule, idem

Effets observables

Progressivement, l'homme-cible est happé dans une spirale émotionnelle qui transforme insidieusement ses comportements et sa manière de percevoir la réalité. Le doute de soi s'installe en premier. Le même qui, autrefois, prenait ses décisions avec assurance, se met désormais à hésiter pour les choix les plus simples. Commander un repas, accepter une invitation, exprimer simplement une opinion devient source d'angoisse. Il redoute de déclencher une remarque cinglante ou un silence réprobateur. Peu à peu, il n'a plus confiance en son propre jugement et cherche systématiquement la validation de la prédatrice mentale avant d'agir.

Vient ensuite la dépendance affective et psychologique. Pour éviter conflits ou reproches, il apprend à anticiper les besoins, les humeurs et les attentes de l'autre. Il modifie ses priorités, met de côté ses propres désirs, parfois même ses relations extérieures, afin de maintenir une paix relationnelle toujours fragile. La vie entière semble tourner autour d'un seul objectif : comment plaire, comment ne pas décevoir ?

Mais ce contrôle émotionnel a un prix : l'épuisement psychologique. Les fluctuations permanentes d'affection et de critique, d'attention et de retrait, le maintiennent dans un état de tension qui épuise corps et esprit. Les troubles du sommeil, la fatigue chronique, l'irritabilité deviennent monnaie courante. Le stress n'est plus un état passager : il devient le climat de fond de toute la relation.

Enfin, il se heurte à une confusion profonde sur les responsabilités et les intentions. Sous l'effet de reproches répétés, de silences punitifs et d'inversions des rôles, il ne sait plus ce qui relève de lui-même ou de l'autre. Cette ambiguïté permanente brouille sa perception de la réalité : la victime ne sait plus si sa souffrance est légitime ou si elle se fait des idées. Et c'est précisément ce flou qui renforce l'emprise, car il devient presque impossible pour elle de poser des limites claires ou de s'affirmer.

Dans *Les 48 lois du pouvoir*, l'essayiste américain Robert Greene l'affirme : *« Les maîtres de la manipulation travaillent dans l'ombre de l'ambiguïté, brouillant la ligne entre vérité et fiction, pour contrôler les perceptions et les actions de leurs victimes* [5] ».

Ainsi, ce ne sont pas seulement des comportements isolés qui s'observent, mais un système relationnel total où le doute, la dépendance, la

[5] Robert Greene, Les 48 lois du pouvoir, Alisio, 1998

fatigue émotionnelle et la confusion coexistent, renforçant l'emprise de la personne toxique sur son entourage.

2

Portrait de l'homme-cible

La relation entre une femme manipulatrice - à fonctionnement pervers ou non - et son partenaire ne repose pas sur une affection authentique, mais sur une captation psychique, un lien asymétrique où l'un donne et l'autre prend.

Certains hommes entrent dans une relation avec une vulnérabilité qu'ils ne soupçonnent pas toujours eux-mêmes. Pour comprendre pourquoi certaines femmes à personnalité manipulatrice ciblent des hommes en particulier, il est nécessaire d'analyser les traits psychologiques spécifiques de ces hommes, ainsi que la nature pathologique du lien qui se forme.

Attachement insécure et emprise

La manière d'aimer ne naît pas à l'âge adulte. Elle s'ancre très tôt, souvent bien avant que l'individu n'ait les mots pour la décrire. Certains enfants grandissent dans des environnements où l'affection parentale n'est jamais pleinement sécurisante. Elle dépend des résultats scolaires, d'un comportement irréprochable ou même du silence, comme si la moindre expression de besoin risquait de faire vaciller le lien. L'amour semble toujours conditionnel, accordé sous réserve, et non comme une évidence. Dans ces familles, les enfants apprennent rapidement à devenir attentifs, presque hyper-vigilants. Ils surveillent leurs gestes, contrôlent leurs émotions, étouffent parfois leurs besoins pour éviter la critique ou le retrait affectif. Chaque signe de désapprobation devient une menace, chaque mot de travers, un risque d'éloignement. Progressivement, s'inscrit une croyance profonde : pour être aimé, il faut plaire, se conformer, ne pas troubler l'ordre établi. À l'âge adulte, ces enfants devenus hommes portent encore en eux l'empreinte de ce modèle relationnel. Leur peur la plus intime est celle de l'abandon. Ils craignent que le moindre conflit, la plus petite déception, ne mène à la rupture. Dans leurs relations amoureuses, ils cherchent une sécurité affective qui leur a manqué enfants, une preuve constante qu'ils sont désirés, acceptés, aimés sans condition.

Mais ce besoin intense de réassurance les rend paradoxalement fragiles. Si chaque mot tendre les apaise, chaque silence les plonge dans le doute. Derrière cette quête se cache souvent un espoir inconscient : celui de réparer l'enfance, d'apaiser cette peur persistante de ne pas être « assez ». Ce sont ces blessures précoces, mêlées à un désir profond de lien, qui peuvent les conduire à tolérer des dynamiques relationnelles où ils s'effacent peu à peu, confondant amour et dépendance, attention et contrôle.

La dépendance affective

La dépendance affective se traduit par une tendance à s'investir de façon disproportionnée dans la relation, comme si leur valeur personnelle dépendait directement de la solidité du lien. Ils vivent l'amour avec une intensité fusionnelle, où chaque geste, chaque parole, devient une tentative implicite de préserver la proximité émotionnelle et d'écarter la menace d'une rupture.

La peur latente de ces hommes n'est pas celle d'aimer trop, mais celle de ne pas aimer assez. La moindre distance, le plus petit désaccord, active une anxiété qui les pousse à redoubler d'efforts : attentions excessives, écoute constante, recherche de signes de satisfaction ou de validation.

Mais derrière cette hyper-adaptation se cache une difficulté majeure : poser des limites leur semble presque dangereux, comme si affirmer leurs besoins risquait de provoquer rejet ou abandon. Ils finissent ainsi par tolérer des comportements inacceptables, confondant amour et sacrifice, lien affectif et renoncement identitaire.

Ce cercle vicieux les enferme dans une dynamique paradoxale : plus ils donnent, plus ils espèrent obtenir la sécurité émotionnelle qu'ils recherchent, mais plus ils perdent leurs repères internes, leurs besoins et même leur capacité à se percevoir comme sujets autonomes.

Le besoin de reconnaissance et de valorisation

Ce besoin occupe une place centrale dans leur équilibre affectif et identitaire. Le regard de l'autre fonctionne comme un miroir indispensable. Un compliment, une marque d'attention ou un simple signe d'admiration viennent, l'espace d'un instant, réparer une estime de soi fragile et leur donner le sentiment d'exister pleinement.

Au fil du temps et de leurs expériences relationnelles, cette dynamique se transforme en une quête implicite : être enfin reconnus pour ce qu'ils sont, non plus pour ce qu'ils font.

La conjointe machiavélique, habile à détecter ces failles narcissiques, sait utiliser la gratification conditionnelle comme un levier de contrôle.

L'homme développe ainsi une dépendance émotionnelle où chaque signe de validation devient indispensable, au point d'occulter ses propres besoins et limites.

Plus il reçoit d'approbation, plus il cherche à la mériter à nouveau, comme si la relation était régie par une logique de dette affective qu'il ne pourra jamais totalement rembourser.

L'altruisme, jusqu'au sacrifice

Leur dynamique relationnelle est souvent marquée par une sur-adaptation chronique, à savoir qu'ils vivent avec la conviction implicite que la satisfaction des besoins d'autrui doit toujours primer sur les leurs. Ce n'est pas un simple choix altruiste, mais un schéma relationnel intériorisé au fil du temps, presque réflexe, qui vise à anticiper les attentes, éviter les tensions, maintenir la paix à tout prix.

Sous cet apparent altruisme se cache fréquemment une peur latente du rejet ou de l'abandon. L'effacement de soi devient une stratégie de survie affective. Ne pas déranger, ne pas s'affirmer, ne pas prendre trop de place... comme si la discrétion émotionnelle garantissait le maintien du lien. Dans leur logique interne, « être aimable » signifie avant tout être digne d'être aimé, quitte à gommer toute expression de leurs propres désirs ou besoins.

Lorsqu'une femme à tendance manipulatrice entre dans leur vie, ce schéma se transforme en vulnérabilité majeure. Face à la critique, ils s'excusent spontanément, même lorsque le reproche est infondé. Face à des demandes excessives, ils préfèrent se taire plutôt que de poser des limites, persuadés qu'une attitude conciliante préservera la relation. Progressivement, le sacrifice de soi cesse d'être une exception pour devenir une norme. Leurs besoins personnels s'effacent, engloutis par la volonté de satisfaire l'autre. Le paradoxe, c'est que cette dynamique qui vise à sécuriser le lien procure l'effet inverse. Chaque concession, chaque renoncement, affaiblit leur estime personnelle et les enferme dans une dépendance affective croissante. Plus ils donnent, plus ils pensent « mériter » l'amour, mais plus ils perdent leurs repères identitaires, jusqu'à ne plus savoir où commence leur propre subjectivité et où s'arrête celle de l'autre.

Sensibilité aux conflits et à la critique

La confrontation n'est pas perçue comme une simple divergence d'opinions, mais comme un stimulus menaçant pour la stabilité émotionnelle et relationnelle. Leur seuil de tolérance au conflit est bas. La moindre dissonance relationnelle active une hypervigilance affective, comme si chaque désaccord risquait de conduire à une rupture ou à une perte de lien significative.

Ce mécanisme favorise des comportements d'évitement ou de soumission relationnelle : surcompenser après un reproche, minimiser ses propres besoins, rechercher constamment l'approbation pour restaurer une sécurité interne, le poussant à ajuster ses comportements pour retrouver la « paix » et l'illusion de sécurité émotionnelle.

Le manque de confiance en soi

Leur manque de confiance en eux ne se manifeste pas seulement par une timidité passagère, mais bien par une difficulté structurelle à affirmer leurs propres besoins, désirs ou opinions. Ils avancent souvent avec le « frein émotionnel tiré », comme si toute affirmation risquait d'entraîner un rejet ou une désapprobation.

Ce doute chronique ne vient pas de nulle part.

Dès leur plus jeune âge, ils ont appris à se méfier de leurs propres intuitions. Une opinion trop affirmée, une émotion trop visible, une demande trop insistante pouvaient susciter une remarque blessante ou un retrait d'affection. Ils ont ainsi intégré l'idée que pour préserver le lien, il vaut mieux taire une partie de soi.

À l'âge adulte, cela se traduit par une tendance à chercher en permanence des repères à l'extérieur. Ils veulent plaire, éviter les conflits, obtenir une validation avant de se sentir légitimes. Dire « non », poser une limite, exprimer une opinion divergente, tout cela leur paraît risqué, presque dangereux.

Ils préfèrent donc la conciliation à l'authenticité, l'adaptation à la confrontation.

Ce manque de confiance nourrit une dynamique relationnelle asymétrique.

Dans une relation avec ce type de femme, cette fragilité devient une véritable porte d'entrée. Un compliment ou une critique peuvent orienter leur comportement, car leur estime personnelle dépend du regard d'autrui. Et plus ils doutent de leur propre jugement, plus ils se fient à celui de l'autre, jusqu'à perdre parfois la capacité de différencier leurs propres besoins de ceux qu'on leur impose.

Répétitions des schémas relationnels familiers

Lorsqu'un enfant grandit dans un environnement marqué par le contrôle, l'inconstance émotionnelle ou la critique récurrente, il apprend à considérer ces interactions comme normales. Elles deviennent la matrice affective à partir de laquelle il comprendra et construira ses relations futures. Dès lors pour s'adapter, l'enfant développe des conduites d'ajustement qui deviennent des automatismes relationnels, intégrés au fil du temps comme des vérités affectives.

Plus tard, ces mêmes hommes peuvent être paradoxalement attirés par des partenaires reproduisant, parfois à leur insu, ces dynamiques précoces. Non pas parce qu'ils les recherchent consciemment, mais parce que ces modèles sont familiers. Un lien marqué par le contrôle, la critique ou l'imprévisibilité émotionnelle leur semble étrangement « normal », parfois même rassurant, comme si le connu, même douloureux, valait mieux que l'inconnu. Sur le plan psychodynamique, on parle ici de « *répétition relationnelle* » ou de « *répétition de scénario de vie* ». Ici, l'individu tente inconsciemment de rejouer un scénario ancien, avec l'espoir implicite d'en changer l'issue. L'homme peut croire, par exemple, que s'il réussit cette fois à satisfaire les attentes d'une partenaire exigeante ou instable, il obtiendra enfin l'amour inconditionnel qui lui a manqué enfant. Mais cette quête tourne souvent en boucle : plus il cherche à réparer le passé à travers le présent, plus il s'enferme dans des relations où la manipulation et le déséquilibre émotionnel se répètent.

Une pathologie du lien

La relation bascule dans la pathologie lorsque les frontières entre les deux subjectivités s'effacent progressivement. L'homme ne se vit plus comme un individu autonome, mais comme le prolongement émotionnel de l'autre. Il ne pense plus en fonction de ses propres besoins, mais selon l'humeur, les attentes et les fragilités de sa partenaire. Il anticipe les colères, devine les manques, tente de prévenir les tensions avant qu'elles n'existent. Pour éviter le conflit, il s'auto-efface, jusqu'à s'annuler.

Répétons-le : Ce processus ne repose pas uniquement sur la volonté de contrôle de la partenaire, mais sur cette dynamique asymétrique inconsciente où chacun joue inexorablement sa partie : elle impose, il cède. Elle occupe tout l'espace psychique, lui s'y soumet pour maintenir l'illusion de stabilité.

Avec le temps, cette relation d'emprise érode l'identité de l'homme. Sa liberté intérieure se rétrécit, ses pensées, ses émotions, ses désirs deviennent tributaires de la réaction de l'autre. La peur du conflit prend le pas sur l'expression de soi, transformant l'amour en stratégie d'adaptation permanente. Quand il finit par quitter cette relation, c'est souvent au prix d'un burn-out émotionnel. Mais le départ ne met pas fin à la dynamique : la partenaire, privée de ce qu'elle vivait comme une extension d'elle-même,
entre parfois dans une logique de vengeance narcissique.

C'est dans ce contexte que la *disqualification parentale* trouve son origine, où l'homme, déjà affaibli, voit son rôle de père sapé et dénigré.

Il ne s'agit pas ici d'un « homme faible » ni d'un « dominant- victime », mais d'un homme pris dans une dynamique relationnelle
pathologique qu'il met parfois des années à comprendre, à nommer, puis à quitter.

Ce qu'il va payer au prix fort.

3

La rupture amoureuse, déclencheur de la vengeance narcissique.

La rupture amoureuse, dans un contexte classique, est une phase douloureuse, souvent marquée par la tristesse, la frustration, ou la désillusion. Mais pour une personnalité à fonctionnement manipulateur ou narcissique pathologique, la séparation prend une toute autre dimension. Elle devient une blessure d'égo insupportable, perçue comme une humiliation, une perte de contrôle, voire une trahison intolérable.

Ce basculement donne naissance à une logique de vengeance, souvent dissimulée sous des justifications morales ou parentales, mais profondément enracinée dans une problématique de toute-puissance et d'emprise.

Cette personnalité ne supporte pas l'idée d'être quittée. Elle ne vit pas la fin de la relation comme un échec partagé, mais comme une atteinte directe à son image et à sa domination psychique sur l'autre.[6] Le rejet de l'autre ne provoque pas chez elle un effondrement nécessairement visible, mais une stratégie défensive d'attaque déguisée. La vengeance ne s'exprime pas frontalement - sauf hors présence de témoins -

---

[6] Jean-Charles Bouchoux, *Les pervers narcissiques*, Eyrolles,2009

mais à travers des actions sournoises, orientées vers la destruction de l'image, du lien, voire de l'existence symbolique du partenaire.

Dans un tel contexte, les enfants lui apparaissent alors comme un instrument de premier choix.

Le scénario de la revanche affective

La vengeance post-rupture se construit autour d'un scénario interne précis :

- *« Il doit payer »*. La séparation est vécue comme une offense : la manipulatrice va chercher à faire souffrir l'homme pour qu'il « comprenne » la douleur qu'elle ressent, même si celle-ci est amplifiée par son propre imaginaire narcissique

- *« Je reprends le contrôle. »* Par des actions sur le plan juridique, affectif ou social, elle tente de garder la main. Cela passe par les enfants, la diffamation, ou l'inversion des rôles

- *« Je me reconstruis comme victime. »* Elle se met en scène auprès de l'entourage, des institutions, voire de l'enfant, comme celle qui a été abandonnée, trahie, maltraitée, bafouée. Elle cherche ainsi à récupérer de la légitimité tout en isolant son partenaire.

Anne-Laure Buffet [7] observe que « *chez certaines femmes perverses, la séparation n'est pas une fin de relation, mais le début d'une guerre. Le conflit devient un moyen de continuer à exister psychiquement dans la vie de l'autre.* »

Les enfants comme outils de la vengeance

Dans la majorité des cas où la vengeance narcissique prend racine dans un contexte familial, les enfants deviennent les vecteurs principaux de cette revanche. Ils sont utilisés consciemment comme « armes » et sont investis symboliquement comme des extensions du territoire affectif, propriété de la mère à ses yeux, à défendre. L'enfant devient un terrain de lutte où l'ancienne partenaire tente de disqualifier le père, s'accaparer l'affection et entretien ainsi un conflit de loyauté dans lequel elle piège l'enfant : tout attachement à l'autre parent devient une forme de trahison.

Le silence de l'homme comme catalyseur

La plupart des hommes quittant une femme

---

[7] Anne-Laure Buffet, *Victimes de violences psychologiques : de la résistance à la reconstruction*. Le Passeur, 2016

manipulatrice ne cherchent pas la guerre. Beaucoup gardent le silence, minimisent les attaques, évitent les confrontations. Ce retrait, elle l'interprète comme de l'indifférence ou du mépris, ce qui alimente sa rage narcissique. Ne pas répondre, c'est lui retirer ce dont elle a le plus besoin : l'attention. Le silence est vécu comme un effondrement narcissique, comme une forme de mort symbolique. C'est pour elle l'une des pires forme de violence psychologique.

La vengeance devient alors un moyen de garder une emprise indirecte, en « obligeant » le père à rester engagé, à se défendre, à souffrir.

Une logique de harcèlement post-séparation

La séparation n'est donc pas une coupure nette, mais souvent le point de départ d'un harcèlement moral post-conjugal, que certains nomment « *stalking post-séparatif* ». Il désigne le harcèlement obsessionnel exercé par un ex-partenaire après une séparation. Cela ne se limite pas à de simples disputes ou désaccords : il s'agit d'un comportement répétitif, intrusif et souvent contrôlant, qui vise à maintenir une emprise sur l'autre personne malgré la fin de la relation.

Ce harcèlement peut prendre diverses formes, décrites dans le tableau suivant :

Catégorie	Comportements	Objectifs	Conséquences
Surveillance physique	Suivi sur les lieux d'échange des enfants, filatures, présence non désirée à l'école ou aux activités.	Créer un climat d'intimidation, contrôler la vie de l'autre parent.	Stress, peur, sentiment d'insécurité pour le parent et l'enfant.
Surveillance numérique	Piratage d'e-mails, traque sur les réseaux sociaux, utilisation des enfants pour obtenir des infos.	Maintenir le contrôle, collecter des informations pour diffamer.	Atteinte à la vie privée, anxiété permanente.
Communication intrusive	Messages, appels, e- mails incessants, parfois via l'enfant comme intermédiaire.	Harceler et provoquer l'ex-partenaire, maintenir un lien forcé.	Épuisement psychologique, conflits parentaux prolongés.
Dénigrement et diffamation	Accusations infondées auprès des proches, de l'école ou des services sociaux.	Isoler l'autre parent, discréditer son image auprès des autorités.	Perte de crédibilité, procédures judiciaires injustifiées.
Manipulation de l'enfant	Discours négatifs répétés, incitation à rejeter l'autre parent.	Rupture du lien parent-enfant, gain de garde exclusif.	Souffrance émotionnelle, loyauté divisée chez l'enfant.
Procédures abusives	Multiplication des plaintes, demandes de garde, accusations de maltraitance inventées.	Harceler juridiquement, épuiser financièrement et psychologiquement.	Dégradation des ressources financières et morales du parent ciblé.

Il ne s'agit pas seulement de « *punir* » le père, mais de restaurer son narcissisme blessé par la destruction de l'autre. Ce processus, selon les cliniciens, peut durer des années, tant que l'image de toute-puissance n'est pas restaurée, ou encore tant que la justice ne met pas un terme à ces agissements en utilisant la plus grande fermeté. Ce qui reste encore rare de nos jours, malgré une légère évolution.

De la séparation à la réécriture du récit

La rupture, dans ce contexte, n'est pas une fin. C'est le début d'un récit réécrit, où la manipulatrice transforme la réalité pour ne pas perdre la face, pour ne pas se voir comme abandonnée ou faillible. Elle construit un nouveau scénario dans lequel elle est la victime, l'homme le bourreau, et les enfants les témoins instrumentalisés de ce renversement symbolique.

Pour sortir de cette spirale, il ne suffit pas de se défendre ni de se protéger rationnellement. Il faut reconnaître la nature pathologique du lien, identifier la stratégie relationnelle de l'autre, et se reconstruire en dehors du champ de bataille émotionnelle imposée.

Face à ce type de personne, la meilleure solution demeure la fuite.

Mais lorsque l'on a des enfants en commun, cela est très difficilement envisageable.

Volet clinique : les mécanismes psychiques à l'œuvre

La rupture dans une relation dominée par l'emprise ou la manipulation narcissique est un moment charnière du point de vue clinique. Elle réveille des mécanismes profonds liés à l'identité, à la dépendance affective et au besoin de toute- puissance.

• *La décompensation narcissique :*

Cette réaction correspond à un effondrement psychique lorsque le système de défense narcissique (fierté, image, pouvoir sur l'autre) est mis à mal par la perte du contrôle. Le rejet n'est pas vécu seulement comme une perte relationnelle, mais comme une dissolution du sentiment d'exister à travers l'autre. L'homme qui quitte ne brise pas seulement une relation, il détruit un miroir dans lequel la personne toxique se contemplait et se validait.

• *Le clivage et l'idéalisation inversée :*

La manipulatrice passe d'une vision idéalisée de son partenaire à une vision totalement dévalorisante. Celui-ci, autrefois utile à son narcissisme, devient un objet dangereux pouvant porter atteinte à son hégémonie. Elle va donc tout mettre en œuvre afin de l'éliminer psychiquement.

Ce phénomène est typique des structures où l'autre ne peut pas être perçu dans sa complexité. Il est soit « tout bon », soit « tout mauvais ».

Dans les semaines qui suivent la rupture, elle s'emploie à reprendre le contrôle du récit. Elle réécrit l'histoire du couple sous un éclairage dont elle est seule à retirer les bénéfices : *« Je l'ai quitté, et il ne le supporte pas. »*. Peu à peu, elle se façonne un rôle de victime, qu'elle affiche tour à tour devant les enfants, les proches et les institutions.

Chaque geste, aussi destructeur soit-il, trouve alors une justification toute prête : il ne s'agirait que de *« se protéger »* et de *« protéger les enfants »*.

• *La dépendance affective inversée :*

Après la séparation, elle cherche paradoxalement à maintenir un lien, non pas affectif, mais conflictuel. Ce lien permet de continuer à exister psychiquement dans l'univers de l'autre. L'homme devient un exutoire à la souffrance narcissique, et le conflit devient un substitut du lien amoureux.

• *Le traumatisme relationnel chez l'homme-cible :*

> *Erwan, 45 ans, commercial, à propos de son ex- femme : « Lorsque je dois aller chercher les enfants à son domicile, je redoute à la fois de la croiser, qu'elle puisse avoir une réaction violente, et je me demande même si je ne vais pas trouver porte close. C'est arrivé tellement de fois. Aujourd'hui, j'y vais toujours accompagné, afin de me soutenir et d'avoir un témoin si elle dérape.*
> *Rien que de recevoir un sms de sa part me plonge dans un état de stress très élevé ou je n'arrive même plus à penser de manière logique. »*

Le père, objet de cette disqualification subit ce que les cliniciens appellent un traumatisme relationnel différé. Il ne réalise parfois qu'après la rupture l'ampleur de la manipulation subie. Les symptômes incluent :

- Sidération et confusion mentale
- Culpabilité constante malgré l'éloignement
- Doute identitaire (*« Suis-je un bon père ? »*)
- Anxiété chronique liée aux actions de l'ex- conjointe

Beaucoup d'entre eux dans cette situation présentent des symptômes de stress post- traumatique, parfois sans que cela ne soit reconnu ni pris en charge, tant la parole masculine reste encore peu entendue dans ces contextes.

> *Robert, 38 ans, professeur de sport : « J'avais mon fils de trois mois dans les bras qui pleurait et que je consolais. Elle est arrivée comme une furie en exigeant que je lui rende « son » enfant. Comme j'essayais de comprendre, elle a haussé le ton, elle a levé la main sur moi et je me suis tourné pour me protéger. Elle m'a martelé le dos et les épaules d'une bonne dizaine de coups de poings. J'ai fini par céder et lui donner notre fils pour éviter une escalade de violence. Le lendemain, je suis allé déposer plainte au commissariat de police. Les policiers m'ont ri au nez, disant qu'ils ne croyaient pas qu'un homme de mon gabarit (je mesure 1.80m pour 85 kg) pouvait être agressé par une femme de 1.60m à peine. Ils ont refusé de recevoir ma plainte.*

Ces exemples, comme tant d'autres, illustrent parfaitement les difficultés auxquelles les hommes sont confrontés lorsqu'ils dénoncent une violence féminine.

A la maltraitance liée à l'emprise à laquelle certains sont confrontés s'ajoutent des préjugés sexistes et des stéréotypes de genre dont découle une violence institutionnelle qui agit comme une double peine.

4

Disqualification parentale versus rejet légitime

L'enfant victime de disqualification parentale n'exprime pas un rejet libre ou spontané, mais un rejet contraint et conditionné. Il souffre d'un conflit de loyauté qui perturbe son développement affectif, cognitif et relationnel.

Dans la plupart des cas, surtout en l'absence de sensibilisation et de formations des intervenants, il n'est pas facile de faire la distinction entre le rejet basé sur des maltraitances réelles et celui induit par le parent manipulateur.

Lorsqu'un enfant rejette un parent pour des raisons légitimes, il relate des détails concrets de manière spontanée, en lien avec ce qu'il a vécu personnellement. Son discours laisse place à la nuance et lui offre fréquemment la possibilité de reconnaître certaines qualités au parent rejeté. Il est la plupart du temps capable d'évoquer des traumatismes, des souvenirs précis, il y a peu d'amnésie sélective. Il est en contact avec les émotions liées à son vécu comme la peur, la tristesse ou la colère qui est proportionnelle à l'intensité des faits vécus. Le conflit de loyauté est moins marqué, voire inexistant.

A l'inverse, l'enfant sous emprise tient un discours stéréotypé, rigide qui reprend selon son âge les mots du parent disqualifiant. Il ne fait preuve d'aucune nuance dans ses propos, sa vision est manichéenne : un parent est idéal l'autre est totalement honni.

Un enfant qui subit cette forme de maltraitance intra- familiale, selon le degré auquel il est exposé, fait preuve de mémoire sélective, de froideur dans ses propos. Sa colère est exagérée, ses contradictions fréquentes, son récit des faits relatés censés être à l'origine du rejet est incohérent et ne le concerne pas directement.

Le tableau comparatif suivant permet de faire la distinction entre les critères de reconnaissance de la disqualification parentale et ceux d'un rejet légitime de l'enfant :

Critères	**Disqualification parentale**	**Rejet légitime (maltraitance, violence, négligences etc..)**
Origine du rejet	Manipulation d'un parent (influence extérieure)	Expériences directes de souffrance (faits vécus)
Discours	Stéréotypé, rigide, répétition des propos du parent aliénant	Personnel, spontané, riche en détails concrets
Nuance	Vision « tout bon / tout mauvais », absence totale de nuance	Peut reconnaître certains aspects positifs malgré le rejet
Mémoire	Effacement sélectif des souvenirs positifs avec le parent rejeté	Souvenirs douloureux précis, souvent accompagnés d'émotions

Critères	Disqualification parentale	Rejet légitime (maltraitance, violence, négligences etc..)
Émotion dominante	Colère exagérée, froideur mécanique, hostilité disproportionnée	Peur, tristesse, colère proportionnelle aux faits vécus
Conflit de loyauté	Très marqué, peur de perdre l'amour du parent aliénant	Moins marqué, mais peut ressentir de la culpabilité ou de l'ambivalence
Cohérence du récit	Contradictions fréquentes, incohérences	Cohérence interne, continuité dans le récit
Rapport au parent rejeté	Diabolisation , refus catégorique	Méfiance ou rejet, mais reconnaît qualités

Quel que soit le nom qu'on lui donne (aliénation, disqualification, exclusion, emprise...) les huit symptômes suivants se retrouvent chez l'enfant manipulé, et ne se retrouvent pas dans le cadre d'un rejet légitime :

• *Une campagne de dénigrement*

L'enfant critique ou attaque activement le parent ciblé, souvent avec des accusations exagérées ou fausses, qui peuvent être mot pour mot les termes du parent aliénant, proférés avec une violence suspecte :
« Je ne veux plus le voir ni entendre parler de lui, je le déteste », « il nous maltraite, il est violent » alors que de tels comportements ne peuvent être imputés au père.

• *Rationalisations faibles voire absurdes*

Les motifs avancés pour justifier le rejet du parent sont minces, incohérents ou copiés sur le parent manipulateur : « *Il ne sait pas faire cuire les pâtes* », « *Il me force à ranger ma chambre* ». Afin de donner plus de poids aux dires de l'enfant, le parent aliénant les relaye, les valide voire les alimente. Parfois, l'enfant ne donne aucune raison : « *Je ne l'aime pas, un point c'est tout* ».

• *Absence d'ambivalence*

L'enfant voit le monde en noir et blanc : le parent aliénant est parfait et le parent ciblé est totalement mauvais. Il refuse toute nuance et justifie son rejet comme étant moralement correct : « *Mon père n'est pas à la hauteur, il me pourrit la vie* ». L'enfant n'a aucun souvenir positif avec le parent rejeté.

• *Le phénomène du libre-penseur*

Il revendique un statut de seul décisionnaire du rejet. Il nie être sous influence : « *C'est ma décision de ne plus voir mon père, ma mère, elle n'y est pour rien* ». Systématiquement, la mère se défausse et se cache derrière le discours de l'enfant, prétextant ne rien pouvoir y faire alors qu'elle est seule à l'origine du rejet :

« C'est pour mes enfants que je me bats, pour qu'ils ne subissent plus la violence de leur père», ou encore : « Je ne peux pas les forcer à aller le voir ».

• *Un soutien inconditionnel au parent manipulateur*

L'enfant devient ainsi le porte-parole de la mère, il est son « petit soldat ». Il en adopte les opinions et croyances sans aucune analyse ni sens critique. Toute affirmation du parent discriminant est automatiquement considérée comme une vérité absolue. La fusion parent aliénant - enfant aliéné est totale.

• *Une absence de culpabilité*

L'enfant ne ressent aucune culpabilité pour son rejet du parent ciblé. Il considère son comportement comme normal ou justifié. Il rejette le parent avec plaisir ou indifférence, sans en éprouver aucun remords.

• *Des scénarios empruntés*

Il peut raconter des évènements auxquels il n'a pas assisté mais qui lui ont été « racontés » par la mère, en les reprenant à son compte. Il utilise souvent un langage d'adulte qui est d'autant plus questionnant que l'enfant est jeune.

Par exemple, un garçon de cinq ans affirme : « *Mon père refuse de payer la pension alimentaire* », *un autre âgé d'à peine dix ans déclare :* « *Il veut consulter l'historique de mon téléphone, il viole ma vie privée* ».

- *Une animosité étendue à l'ensemble de l'entourage paternel*

L'enfant généralise son animosité à toute la famille paternelle : famille, amis, demi-fratrie. Dans certains cas extrêmes, le rejet s'étend jusqu'aux animaux de compagnie.

Comme nous le verrons plus loin, en l'absence de mesures de protection et de soins efficaces, les conséquences psychologiques à court, moyen et long terme peuvent être dramatiques pour le père, comme pour l'enfant.

5

Psychodynamique relationnelle

Dans les situations d'exclusion parentale, la psychodynamique relationnelle s'articule autour d'un triangle complexe réunissant trois acteurs : la femme manipulatrice, l'homme-cible et l'enfant. Au sein de cette configuration, les interactions se déploient de manière asymétrique, nourries par des distorsions de la réalité, des alliances exclusives et l'activation de mécanismes défensifs.

Femme manipulatrice → Homme-cible : contrôle psychologique et culpabilisation

Cette femme, lorsqu'elle présente des traits de personnalité à composante narcissique ou borderline, s'appuie sur plusieurs mécanismes psychiques à savoir :

- Une pensée manichéenne qui divise le monde relationnel en « bons » et « mauvais » objets, le père devenant l'objet persécuteur après la rupture. Cette pensée dépourvue de nuance se retrouve dans les propos que tient l'enfant à l'égard du parent-cible
- Une attribution à l'autre (le père) des émotions ou intentions qu'elle ne peut reconnaître en elle-même (hostilité, abandon, manipulation)

- Une induction de sentiments de culpabilité et d'impuissance chez l'homme, qui finit par se percevoir à travers le prisme déformé de son ex-partenaire

Ces mécanismes se traduisent concrètement par un discours invalidant (*« Tu n'as jamais été un bon père »)*, des accusations floues mais répétées, et l'exploitation des valeurs morales de l'homme-cible (souci du bien-être des enfants, volonté d'éviter le conflit).

Homme-cible → Femme manipulatrice : réactions défensives et épuisement

Face à ce contrôle, l'homme-cible adopte souvent des réactions défensives inadaptées :

- Justification excessive (*« Je t'ai toujours soutenue, regarde les preuves »*)
- Évitement du conflit au prix d'une perte de droits parentaux
- Acceptation tacite, par fatigue ou désespoir, de versions falsifiées des faits

Au point de rechercher une forme d'attachement paradoxal à celle qui agresse.

Ce lien pathologique est d'autant plus fort lorsque l'homme a connu dans son histoire personnelle un modèle familial où le conflit se réglait par la soumission.

Femme manipulatrice → Enfant : conditionnement affectif et alliance exclusive

L'enfant devient l'objet narcissique maternel, un objet contra-dépressif, vecteur de la vengeance. Les interactions mère-enfant peuvent alors inclure :

- Des messages implicites sur la loyauté (« *Tu es tout ce qu'il me reste* »)
- Des récits biaisés ou inventés sur le père, fondés sur la haine de l'autre
- La présentation d'événements déformés, où la mère est systématiquement victime et le père coupable

Homme-cible → Enfant : lien fragilisé et rejet induit

Le lien père-enfant se trouve miné par le tiraillement affectif.

Cliniquement, on observe :

- Une réduction de la fréquence et de la qualité des contacts

- Une ambivalence de sentiments, entre colère et empathie

- Une perte progressive des repères relationnels

Au point d'atteindre à l'intégrité psychique de l'enfant pris au piège dans ce conflit.

Enfant → Homme-cible : rejet actif ou passif

L'enfant, pris dans la logique binaire instaurée par la mère, peut manifester :

- Un rejet actif (refus de visite) ou passif (indifférence, absence de réponse aux appels)
- Une animosité marquée qui n'est ni plus ni moins que le relais de la parole maternelle (insultes, messages écrits haineux etc...)

Cliniciens et médiateurs familiaux constatent que plus le conditionnement est précoce, plus le rejet devient structuré et durable, parfois même après la majorité de l'enfant.

Enfant → Femme manipulatrice : validation narcissique et renforcement du contrôle

L'alliance mère-enfant fonctionne comme un système clos :

- L'enfant valide aveuglément la version de la mère, ce qui renforce et rend légitime sa position victimaire

- Cette validation nourrit la toute-puissance narcissique, qui se traduit par un contrôle accru sur l'ensemble des interactions familiales et judiciaires

La légitimation agit comme une preuve relationnelle pour la mère, justifiant ses actes et rendant toute remise en question impossible.

Il s'agit d'un fonctionnement de type sectaire dont elle est le gourou qui procède à un véritable lavage de cerveau des enfants et à un remodelage, au gré de ses projections internes personnelles et de ses intérêts propres, de l'identité et de l'histoire des enfants.

Cette psychodynamique repose sur une structure triangulaire pathologique. Le parent manipulateur exerce une influence dominante, imposant sa vision et son contrôle, tandis que le parent cible se retrouve affaibli, dévalorisé et souvent impuissant face aux manœuvres de l'autre. L'enfant, au coeur de ce processus, est instrumentalisé, utilisé comme un moyen de pression, compromettant son développement affectif et social.

Cette triangulation relationnelle pathologique s'entretient par un jeu de projections, de clivages et de loyautés forcées, au détriment du développement psychique de l'enfant et de la santé mentale du parent disqualifié.

Cette configuration qui révèle les mécanismes - inconscients ou non - de domination et de sabotage d'un parent par l'autre, souligne et justifie l'urgence d'interventions thérapeutiques et légales pour protéger l'enfant et restaurer un équilibre relationnel plus sain.

Comprendre ces dynamiques est donc crucial pour prévenir les conséquences psychologiques toxiques et favoriser des relations familiales plus sécurisantes.

6

Techniques d'emprise et outils psychologiques

À travers des exemples concrets, il faut à ce stade analyser les ressorts invisibles d'une violence psychologique souvent niée ou minimisée par les institutions.

Le renforcement intermittent : addiction affective et confusion mentale

> *Clara félicite son conjoint pour son implication avec les enfants pendant deux jours, puis le rejette froidement au troisième jour en l'accusant de ne pas « faire les choses comme il faut ». Cette alternance le pousse à redoubler sans cesse d'efforts pour retrouver la phase positive.*

Le renforcement intermittent consiste à alterner des phases d'affection, d'attention et de gratification avec des phases de rejet, de froideur ou de punition émotionnelle. Cette stratégie, parfois inconsciente, crée un cycle d'addiction affective et de confusion mentale.

Le gaslighting : une distorsion cognitive programmée

On se souvient ici du film *Gaslight* [8], dans lequel un mari fait croire insidieusement à sa femme qu'elle perd la raison. Aujourd'hui,

---

[8] George Cukor, *Gaslight*, 1944.

ce mécanisme est documenté dans les violences psychologiques conjugales. Il repose sur la négation systématique de la réalité vécue par la victime instillant un doute qui aboutit à une paralysie émotionnelle ainsi qu'à la dépendance accrue au manipulateur pour valider la réalité.

L'identification projective

L'identification projective est un mécanisme de défense par lequel un sujet projette des parties de lui- même (par exemple des affects ou des pulsions jugés inacceptables) sur autrui, tout en exerçant une pression implicite sur ce dernier pour qu'il les ressente ou les exprime comme s'ils provenaient de lui. Ce processus crée une dynamique relationnelle où la frontière entre soi et l'autre devient floue, le sujet projeté pouvant s'identifier, au moins partiellement, à ce qui lui est attribué.

Schématiquement, la personne contrôlante se dit contrôlée, celle qui harcèle se dit harcelée. Dans un contexte de disqualification parentale, l'enfant exposé au discours du parent-aliénant s'approprie cette souffrance projetée, ce qui crée une confusion émotionnelle et un conflit de loyauté.

Les injonctions paradoxales

Une injonction paradoxale est une demande contradictoire impossible à satisfaire. Dans le cadre de la relation parent-enfant, cela place l'enfant dans une double contrainte : quoi qu'il fasse, il a l'impression de trahir ou de décevoir. Lorsqu'un parent tente de couper ou d'altérer le lien avec l'autre parent, les injonctions paradoxales sont un outil particulièrement déstabilisant qui crée de la confusion.

En voici quelques exemples :

• *La fausse liberté :*

« Tu es libre d'aimer ton père, mais tu sais combien il m'a fait souffrir ». L'enfant reçoit l'ordre de pouvoir aimer son père et, simultanément, la menace implicite de blesser sa mère si jamais il s'autorise à l'aimer.

• *La loyauté piégée :*

« Si tu aimes ton père, c'est que tu ne m'aimes pas vraiment ». Toute expression d'affection envers l'autre devient une trahison.

• *Le silence obligatoire :*

« Tu peux tout me dire, mais pas ce que tu fais avec ton père, ça me fait trop mal ».

L'enfant doit à la fois être sincère et cacher une partie de sa vie.

• *La responsabilité inversée :*

« Si tu vas chez ton père, je vais être triste ». L'enfant doit choisir entre son besoin de relation avec l'autre parent et la protection du parent qui se victimise.

L'enfant, levier de pouvoir affectif

L'un des leviers majeurs de l'emprise dans la sphère parentale est l'utilisation de l'enfant pour asseoir un monopole affectif.

Cela passe par :

• *La captation de l'enfant comme confident :*

Le parent aliénant transforme l'enfant en soutien émotionnel, lui confiant des informations - plus ou moins « romancées » - ou des détails intimes concernant le conflit parental, la séparation ou sa propre souffrance. Il reçoit des confidences inappropriées pour son âge telles que problèmes financiers, trahisons supposées, douleurs émotionnelles. Le parent toxique présente l'enfant comme *«le seul qui le comprend»,* créant une relation fusionnelle où l'enfant se sent obligé de protéger ce parent. Il se retrouve alors placé dans un rôle d'adulte portant un fardeau émotionnel qui ne lui appartient pas. Ainsi, il se sentira coupable d'aimer l'autre parent, de peur de trahir celui qui se confie à lui. Ce comportement maternel pervers a pour conséquence directe de fragiliser la neutralité affective nécessaire et permet à la mère d'atteindre son objectif : abîmer le lien père-enfant.

• *La diabolisation du père :*

La mère présente le père comme une figure négative, dangereuse ou indigne d'amour. Par des discours répétés sur ses « défauts », inventés ou exagérés, par l'attribution d'intentions malveillantes ; il est dépeint comme égoïste, violent, absent ou irresponsable.

Cette diabolisation passe aussi par la réécriture de l'histoire familiale afin de minimiser les moments positifs et amplifier les négatifs. Ce comportement, tout aussi pervers que le précédent, peut conduire l'enfant à développer une peur injustifiée du père et /ou une colère permanente envers lui. Il se crée ainsi, de manière inconsciente, une image manichéenne : la mère aliénante est le « bon » parent paré de toutes les vertus ; le père est le « mauvais » parent, dépourvu de toute qualité.

Ainsi, la dichotomie façonnée de toutes pièces par la mère s'insinue progressivement dans la psyché de l'enfant, créant une réalité aussi fausse qu'insupportable pour lui, ce qui favorise une rupture du lien affectif avec le père, souvent irréversible.

• *L'association du père à la souffrance maternelle :*

Le parent aliénant associe la souffrance qu'il exprime et dramatise à la présence ou aux actes du père. L'enfant en vient alors à croire que la douleur de la mère est causée par le père.

Par des remarques : *« Si ton père ne nous avait pas abandonnés, je ne serais pas dans cet état. »*, mais aussi une mise en scène émotionnelle rythmée par des pleurs devant l'enfant après un appel du père, des réactions exagérées lors des visites ou des échanges père-enfant, l'enfant attribue la détresse émotionnelle maternelle aux interactions ou aux décisions du père.

La figure paternelle est systématiquement construite comme persécutrice tandis que la figure maternelle est présentée dans un rôle de victime sacrificielle.

Cette dynamique génère un conflit intrapsychique, dans lequel toute expression positive envers l'autre parent est susceptible d'être interprétée comme une trahison du parent-aliénant. Ce processus émotionnalise le rejet du parent-cible, renforçant ainsi la dynamique d'aliénation en la déplaçant du registre factuel ou relationnel vers une dimension affective ancrée dans ses contenus internes et qui, de fait, devient sa réalité.

Dans un tel contexte, l'enfant croyant se protéger développe un syndrome de vigilance accrue et rejette progressivement le parent-cible.

> *Sonia explique à sa fille que : « si papa obtient la garde alternée, maman risque de faire une dépression ».*

Ici, la mère exprime et transfère directement sa propre angoisse à sa fille. Celle-ci se retrouve alors investie d'un rôle qui n'est pas le sien : celui de protéger sa mère de la souffrance. Au lieu d'être rassurée sur sa place auprès de ses deux parents, la fillette entend que son désir ou le simple fait de partager son temps avec son père pourrait mettre en danger l'équilibre de sa mère.

L'enfant se retrouve ainsi responsable de la santé psychique de sa mère, ce qui n'est pas son rôle, au détriment de son développement autonome.

Isolement social et institutionnel du père

Ce processus, souvent subtil et progressif, consiste à réduire ou détruire ses soutiens sociaux, familiaux et institutionnels afin de renforcer le contrôle du parent aliénant sur la représentation de la réalité, tant pour l'enfant que pour l'entourage.

- *Discrédit auprès de la famille et des proches :*

Le parent aliénant émet des critiques répétées à l'encontre du père et de ses proches, insinuant une dangerosité, une irresponsabilité ou une incompétence parentale. Son objectif est d'affaiblir le réseau de soutien du père et créer une polarisation relationnelle où il devient progressivement isolé, privé de défense sociale spontanée.

- *Disqualification dans l'espace public et institutionnel :*

> *Christophe est père de deux enfants en résidence alternée. Au moment d'aller les chercher au collège lors de sa semaine de garde, il reçoit un appel de la gendarmerie lui indiquant que ses enfants et leur mère sont devant lui en train de déposer plainte contre leur père pour violences. Le gendarme, avant toute enquête et sur la base des seules accusations des enfants et de leur mère, interdit au père de prendre ses enfants au nom du principe de précaution, malgré une décision du Juge aux Affaires Familiales qui le lui autorise, une expertise psychologique judiciaire faisant état de l'instrumentalisation des enfants par leur mère, et des rapports d'enquêteurs sociaux qui confirment l'emprise maternelle et la disqualification parentale dont le père fait l'objet.*

> *L'enquête de gendarmerie révélera que ces accusations étaient infondées et la plainte sera classée sans suite. Mais le mal était déjà fait.*

Par le biais de fausses accusations publiques, de plaintes ou de récits dramatisés, la manipulatrice tente de stigmatiser le père dans les sphères sociales et administratives (réseaux sociaux, services sociaux, structures éducatives etc...).

Cette stratégie permet d'induire un biais de perception défavorable, où le père est perçu comme potentiellement problématique, voire dangereux, avant même tout examen objectif de la situation.

• *Dévalorisation auprès des acteurs éducatifs et médico-sociaux :*

Les enseignants, éducateurs, thérapeutes, assistants sociaux et parfois magistrats sont exposés à des récits répétitifs et émotionnellement chargés à l'encontre du père, dans le but d'obtenir une validation institutionnelle implicite du discours aliénant, réduisant sa place et sa crédibilité dans la coparentalité et la prise de décision autour de l'enfant.

Cet isolement du père a pour effet de renforcer le conflit de loyauté dans lequel est pris l'enfant. Si le père est rejeté par les institutions et l'entourage, l'enfant perçoit ce rejet comme une validation du discours négatif tenu par le parent aliénant.

Il en résulte également une fragmentation du lien père-enfant. Le père, isolé et discrédité, dispose de moins de ressources pour maintenir un lien sécurisant avec son enfant. Ce qui a également pour conséquence la perpétuation de la toute-puissance maternelle : l'absence de contre-discours social ou institutionnel favorise la consolidation d'un récit unique, où le père est la figure négative et la mère la figure protectrice.

La sexualité comme instrument de contrôle dans le couple

Dans les relations amoureuses, la sexualité représente un espace de désir, de partage et d'intimité. Mais elle peut aussi se transformer en un outil de pouvoir. Certaines femmes, présentant des traits manipulateurs, mobilisent consciemment ou non la sexualité pour instaurer un déséquilibre relationnel. Pour elles, l'intimité sexuelle devient un outil stratégique. C'est l'une des armes les plus utilisées dans le but d'asseoir son emprise sur son conjoint.

Chez ces personnes hautement toxiques, et encore davantage lorsque celles-ci présentent des traits pervers, on observe les mécanismes suivants :

- *Retrait sexuel punitif* :

Elle refuse toute intimité physique dès que le partenaire ne satisfait pas ses attentes, générant frustration et culpabilité.

- *Sexualité conditionnelle :*

Les rapports sont octroyés comme «récompense» lorsque l'autre adopte le comportement souhaité.

- *Alternance séduction-rejet (love bombing* [9] */ distanciation) :*

Phases d'intense séduction suivie de froideur affective, maintenant le partenaire dans un état d'incertitude émotionnelle et de confusion.

- *Gaslighting sexuel :*

Elle nie les besoins du partenaire, le culpabilise, et lui fait croire qu'il exagère ou qu'il est égoïste.

> *Après un désaccord sur la scolarité des enfants, Léa refuse toute intimité pendant trois semaines, puis revient vers son conjoint en exprimant tendrement qu'il lui "manque"... à condition qu'il abandonne sa position.*

---

[9] Love bombing : stratégie de manipulation qui consiste à submerger une personne d'attention, compliments, messages, cadeaux, déclarations d'amour afin de créer une dépendance et de la contrôler.

Ces stratégies créent un climat où le partenaire doute de lui-même, se culpabilise, et devient progressivement dépendant affectivement et sexuellement. Ce qui permet de renforcer l'emprise.

Le désir érotique ne se limite pas à un acte physique. Il représente un territoire psychologique où s'entrelacent imagination, pouvoir, et vulnérabilité. Quand la sexualité est soumise à des conditions, des menaces voilées ou des chantages affectifs, elle perd sa fonction de jeu, de curiosité et de plaisir partagé.

Ainsi, le problème n'est pas le pouvoir en soi, mais le déséquilibre : quand l'un impose son rythme, ses règles et ses refus calculés, la sexualité devient une prison psychologique pour le partenaire. Et lorsqu'elle devient un instrument de contrôle, elle perd sa fonction de lien et de plaisir partagé pour devenir un outil de domination.

Chez la personne manipulatrice, l'utilisation de la sexualité à des fins de domination de son partenaire repose sur des mécanismes complexes de séduction et de retrait, qui nourrissent aussi l'emprise émotionnelle qu'elle cherche à exercer.

Emprise émotionnelle par victimisation permanente

Dans certaines dynamiques relationnelles, la posture victimaire peut devenir un moyen de prise de contrôle fondé sur la pitié, la dette affective et la culpabilité. Elle s'exprime par des menaces implicites de mal-être ou de suicide, la répétition d'une souffrance non assumée, une inversion morale des responsabilités et un récit dramatisé où chaque difficulté est présentée comme une injustice. S'y ajoute l'absence de reconnaissance de sa propre part de responsabilité, l'usage stratégique de la souffrance pour étouffer toute critique en se posant systématiquement en victime sacrifiée, ainsi qu'un renforcement intermittent mêlant accusations et rapprochements, maintenant l'autre dans la confusion et la dépendance.

• *La culpabilisation affective :*

> *En séance, Laurence affirme : « Je me sens toujours blessée, il ne fait jamais attention à moi ». Son conjoint explique qu'il se plie à toutes ses demandes pour éviter les crises de larmes ou le silence prolongé. Ici, la souffrance devient un moyen de pression émotionnelle.*

Cette posture est une forme de positionnement masochiste.

Aussi paradoxal que cela puisse paraître, il n'y a pas plus sadique que le masochiste, car sa souffrance calculée culpabilise profondément l'autre, le force à se justifier, à s'excuser, à réparer sans fin ; créant ainsi une dépendance émotionnelle où le partenaire multiplie les précautions pour éviter la crise suivante.

Ce n'est plus le sadique qui domine par la force, mais le masochiste qui contrôle par la faiblesse. La victime apparente devient stratégiquement le maître du jeu.

• *L'inversion accusatoire :*

C'est une technique par laquelle l'un tente de retourner l'accusation contre l'autre, de lui en imputer les causes, ou en inverser les rôles (c'est-à- dire faire paraître la victime comme responsable ou comme auteur du scénario).

> *Après avoir elle-même refusé toute intimité pendant des semaines, Anne reproche à son partenaire : « Tu ne fais plus d'efforts, tu me négliges ! » Elle se place ainsi en victime pour masquer sa propre responsabilité dans la distance créée.*

Usurpation de la parole institutionnelle

Ces personnes sont souvent capables de parler au nom des enfants, de la justice, de la santé mentale, s'appropriant des langages experts pour neutraliser les avis contraires. Il s'agit ici d'une manière de faire illusion quant à leur niveau de connaissance, mais également quant à leurs véritables intentions. Les personnalités manipulatrices à tendance perverse utilisent fréquemment des termes complexes, un vocabulaire empreint de technicité difficilement compréhensible pour les non-initiés, emploient des tournures sophistiquées ou des références complexes pour donner l'impression d'être plus intelligentes ou cultivées que les autres. C'est une façon de se valoriser et de se placer en position haute. En outre, plus la communication est difficile à décoder, plus l'interlocuteur va chercher à « comprendre », ce qui maintient le lien et le déséquilibre dans la relation.

C'est également un moyen de susciter l'attention voire l'admiration chez l'autre, besoin si caractéristique des personnes narcissiques.

Culpabilisation par les enfants, relais direct de la disqualification

Dans cette forme de manipulation triangulaire, l'enfant est placé en position de messager ou de témoin captif des reproches adressés à l'autre parent, de sorte que ce dernier reçoit la critique non pas d'un adulte égal mais d'une figure vulnérable et profondément aimée, ce qui amplifie considérablement la culpabilité ressentie en la faisant porter par un enfant perçu comme innocent.

Une fois l'enfant engagé dans le processus, il devient, à plus ou moins long terme, lui-même porteur du message maternel. Il culpabilise le père, reprend les accusations, refuse les contacts, parfois jusqu'au rejet total. Il devient le confident ou l'allié d'un parent contre l'autre, brouillant les frontières entre parentalité et conjugalité [10].

La culpabilisation par les enfants illustre à quel point l'emprise émotionnelle peut s'étendre au-delà de la sphère intime pour contaminer le lien parental.

Combinée à la victimisation permanente et à l'instrumentalisation de la sexualité, elle crée un climat relationnel toxique, où l'amour et la culpabilité se mêlent, piégeant le partenaire et fragilisant l'enfant.

---

[10] Yvan Boszormenyi-Nagy, psychiatre et psychanalyste hongrois.

7
Stratégies de disqualification parentale

Analysons à présent les mécanismes mis en place par certaines mères pour exclure progressivement le père du champ parental, que ce soit sur les plans affectifs, sociaux ou juridiques. Ces stratégies discriminatoires s'inscrivent dans cette logique de pouvoir, de vengeance ou de restauration narcissique que l'on vient de décrire.

Définition et enjeux

La disqualification parentale est un mécanisme psychologique et relationnel au cours duquel un parent, souvent à la suite d'un conflit conjugal ou d'une séparation, est progressivement effacé, nié, voire diabolisé dans son rôle éducatif, affectif et identitaire auprès des enfants.

Ce processus peut être lent ou brutal, insidieux ou manifeste. Il repose sur une stratégie de domination émotionnelle, visant à établir une alliance exclusive entre l'enfant et un seul parent, généralement celui qui a conservé l'autorité symbolique ou matérielle.

Ce phénomène est particulièrement destructeur, car il altère la perception que l'enfant a de l'autre parent, au point que celui-ci peut être perçu comme étranger, nocif, voire haï. Ce qui peut constituer, *in fine*, une forme de maltraitance émotionnelle.

La disqualification parentale, quel que soit son degré d'intensité, repose sur un ensemble de stratégies qui, combinées aux outils précédemment expliqués, provoque des résultats dramatiques pour le père et l'enfant, mais très satisfaisants pour la mère, et particulièrement jouissifs pour les personnalités perverses qui se nourrissent de la souffrance de l'autre.

Instrumentalisation de la souffrance de l'enfant

Un levier récurrent est l'utilisation de la souffrance supposée ou réelle de l'enfant pour justifier l'exclusion du père.

La mère soutient que l'enfant :

- *« n'est pas prêt à le revoir »*
- *« revit un traumatisme »*
- *« fait des cauchemars après les visites »*
- *« pleure en amont des visites chez le père »*

> *Lors d'une expertise psychologique Jordan, 9 ans affirme qu'il refuse de voir son père, déclarant qu'il est « dangereux et violent ». Aucun élément objectif ne corrobore cette idée, à l'exception des dires de l'enfant repris par sa mère. L'enfant indique que : « maman pleure beaucoup quand je vais chez papa ».*

Contournement des décisions judiciaires

Certaines mères contournent les décisions de justice en invoquant des motifs de santé, de scolarité ou de logistique pour empêcher les rencontres entre le père et l'enfant.

Cela peut inclure :

- L'organisation d'activités sur le temps durant lequel l'enfant doit être aux côtés de son père
- Le refus de remettre l'enfant lors des droits de visite en utilisant des prétextes fallacieux, voire même en faisant dire à l'enfant qu'il ne veut pas voir son père
- L'invention de troubles psychologiques soudains

> *Claire prétend que son fils fait des crises d'angoisse à l'idée d'aller chez son père. Elle demande une suspension temporaire du droit de visite, sans expertise, par un simple signalement, et l'obtient.*

Le syndrome de Münchhausen par procuration

Également appelé pathomimie ou trouble factice, ce syndrome désigne une dynamique dans laquelle un parent - généralement celui chez lequel il réside - fabrique, exagère ou provoque chez l'enfant des symptômes physiques ou psychologiques afin d'attirer l'attention, d'obtenir reconnaissance et validation, ou de maintenir une position centrale dans la relation. L'enfant devient alors le support involontaire d'un récit pathologique où le parent apparaît comme le protecteur héroïque face à une menace perpétuelle.

Pris entre souffrance intérieure et volonté de maîtrise, ce trouble transforme la relation parent- enfant en un espace où la réalité est distordue, remodelée jusqu'à devenir l'instrument du parent aliénant.

Dans certains contextes d'exclusion parentale, cette dynamique trouve un terrain d'expression particulier. Le parent manipulateur se présente comme l'unique expert de la santé de l'enfant, installe un climat de fragilité permanente et mobilise la maladie fabriquée comme un outil narratif permettant d'isoler, de justifier, de dévaloriser ou de disqualifier l'autre parent. Sous une apparence de dévouement, il orchestre une dépendance émotionnelle qui redéfinit entièrement le vécu de l'enfant et l'architecture relationnelle de la famille.

> *Léa, huit ans, est décrite par sa mère comme une enfant « à risques », sujette à des crises d'asthme dont personne, hormis elle, ne semble jamais être témoin. Chaque retour de période auprès de son père se solde par une visite médicale d'urgence : toux inquiétante*

> *selon la mère, fatigue « anormale », teint « livide ». Les examens ne révèlent pourtant rien. Au fil des semaines, la mère tient un journal symptomatique méticuleux, contacte fréquemment l'école pour demander une surveillance, et renforce l'idée que le père est « négligent ». Léa, imprégnée de ce récit et des inquiétudes maternelles, finit par interpréter la moindre gêne comme potentiellement grave. Peu à peu, elle appréhende les séjours chez son père, non pas en raison d'un danger réel, mais parce que son propre ressenti est devenu l'écho des projections de sa mère.*

Si cette première situation illustre une forme subtile mais destructrice de manipulation, certains cas prennent une ampleur bien plus grave. Lorsque l'emprise s'enracine profondément et que les besoins psychiques du parent surpassent toute considération pour l'intégrité de l'enfant, la fabrication de symptômes peut franchir un seuil inquiétant, transformant toute manifestation psychosomatique en véritable mise en danger.

> *À onze ans, Noé présente régulièrement des absences scolaires et se rend souvent chez le médecin. Sa mère affirme qu'il souffre d'un trouble digestif chronique, aggravé - selon elle- à chaque retour de chez son père. Elle le soumet à un régime alimentaire très restrictif, surveille de près chacun de ses repas et note le moindre inconfort : une nausée passagère, un mal de ventre après une collation,*

un manque d'appétit ponctuel. Les médecins ne constatent rien d'alarmant, mais la mère insiste, demande des examens supplémentaires, sollicite des spécialistes et relaie sans cesse ses inquiétudes auprès de l'école. Peu à peu, Noé commence à s'interroger lui-même : il se met à ressentir de véritables tensions abdominales avant les visites chez son père, persuadé que ses symptômes surviennent toujours dans ce contexte. Lorsque le père tente d'aborder la situation calmement, la mère interprète cette démarche comme une mise en danger : elle soutient que Noé n'est « pas entendu » chez son père et qu'il y souffre silencieusement. L'enfant, pris dans cette lecture anxieuse, finit par associer ses légers inconforts à une menace diffuse, sans parvenir à distinguer ce qui relève de son corps de ce qui appartient au discours maternel. Dans ce schéma, la santé devient un terrain d'emprise plus que de soin. L'accumulation de signaux, de visites médicales, d'hypothèses alarmistes et d'inquiétudes répétées, finissent par redéfinir la manière dont Noé perçoit son propre bien-être et le rôle de chacun de ses parents. Mais pire encore, la mère administre à l'enfant plusieurs traitements simultanés en automédication, avec pour conséquence de démontrer des anomalies graves de son bilan hépatique, à la limite de l'intoxication médicamenteuse. Ceci a permis à sa mère de convaincre Noé qu'il est « vraiment malade comme le disait maman ».

• *Conséquences pour l'enfant :*

Pour l'enfant, les répercussions ne s'inscrivent pas toujours dans l'immédiat. Elles s'installent insidieusement, à mesure que le récit imposé par le parent manipule sa perception de lui-même, de son corps et de son environnement. L'enfant apprend à se méfier de ses propres sensations, à douter de son intuition, comme si son ressenti n'était jamais assez fiable. Cette confusion intérieure peut conduire à une anxiété diffuse, difficile à nommer, mais constamment présente ; un état où la moindre gêne devient suspecte, où la peur d'être malade remplace progressivement la capacité d'écouter son corps avec sérénité.

Sur le plan émotionnel, l'enfant développe souvent une loyauté paradoxale envers le parent qui fabrique ou amplifie les symptômes : c'est ce parent qui se montre le plus attentif, le plus inquiet, le plus présent. L'enfant peut alors s'enfermer dans un rôle de « fragile » ou de « vulnérable », persuadé qu'il doit correspondre aux attentes implicites du parent pour maintenir le lien. Cette loyauté contrainte se construit au prix de sa liberté intérieure.

Les relations sociales peuvent également en souffrir : absentéisme, retrait, sentiment d'être « différent » ou « malade », difficultés à s'engager dans des activités normales par crainte d'aggraver un trouble imaginaire. L'enfant devient prisonnier d'une identité de malade qui ne lui appartient pas.

La relation à l'autre parent, elle, se trouve profondément altérée. Si la maladie est invoquée comme danger ou preuve d'incompétence, l'enfant peut développer une appréhension croissante, non pas envers le parent lui-même, mais envers l'idée qu'il représente un risque. Cette distorsion du lien est l'un des dommages collatéraux les plus marquants, car elle empêche l'enfant d'accéder à une relation équilibrée, fondée sur son propre vécu.

À long terme, ces enfants peuvent grandir avec un rapport fragilisé à la confiance : confiance en leur corps, en leurs émotions, en leurs proches, en leur propre jugement. Certains développent des troubles anxieux, des difficultés d'affirmation, ou une tendance à se conformer aux attentes des autres par peur de perdre l'attention qui leur a servi de repère. D'autres, en découvrant plus tard la manipulation dont ils ont été l'objet, éprouvent une profonde blessure identitaire, un sentiment de trahison, une colère difficile à canaliser.

En somme, l'impact n'est pas seulement médical ou émotionnel, mais touche le cœur même du développement psychique de l'enfant, là où se construit sa capacité à se connaître, à s'autonomiser et à se relier au monde de manière sûre et authentique.

Le syndrome de Münchhausen par procuration (ou SMpP) est classé dans le DSM-5 [11] en tant que
« Trouble factice imposé à autrui). Il est considéré comme une forme particulièrement grave de maltraitance à enfant, et relève de la protection de l'enfance en danger.

Alliances toxiques avec les intervenants institutionnels

Dans l'exclusion parentale, des alliances toxiques peuvent se nouer entre le parent aliénant et divers intervenants institutionnels (travailleurs sociaux, psychologues, médecins, avocats, enseignants, magistrats). Ces alliances instables compromettent la neutralité de ces professionnels et renforcent l'influence du parent manipulateur, au détriment de l'enfant et du parent ciblé. Certaines mères savent mobiliser efficacement les institutions en présentant un récit cohérent et émotionnellement impactant.

[11] DSM-5 : *Diagnostic and Statistical Manual of Mental Disorders* / Manuel Diagnostique et Statistique des Troubles Mentaux.

Elles deviennent la figure de la mère protectrice, « sacrificielle », face à un père « insécurisant ».

Parmi les mécanismes de formation de ces coalitions, le discours convaincant, la posture de victime ou la stratégie de séduction du parent aliénant peuvent influencer les professionnels, les amenant à adopter une vision biaisée. Ils peuvent finir par percevoir le parent aliénant comme protecteur ou bienveillant, et le parent visé comme dangereux, indifférent ou défaillant. Ce schéma s'inscrit dans une logique de projection et d'inversion des rôles, fréquente dans les relations manipulatoires. Le parent aliénant se positionne en victime pour susciter empathie et soutien, tandis que le parent ciblé est stigmatisé.

De fait, il en résulte fréquemment une reconnaissance institutionnelle amoindrie voire erronée, de la disqualification dans laquelle le parent aliéné perd toute légitimité, et des décisions judiciaires injustes influencées par des rapports biaisés. Cette légitimation mal évaluée engendre un affaiblissement du lien parent-enfant pouvant aller jusqu'à la rupture avec le parent ciblé, parfois de manière irréversible. Ce qui renforce le pouvoir manipulateur du parent aliénant, lequel gagne en crédibilité et peut ainsi renforcer son emprise, dans une spirale infernale.

Les alliances toxiques avec les intervenants institutionnels dans le cadre de la disqualification parentale représentent un problème sérieux, amplifié par des dynamiques de pouvoir, d'influence et de manipulation. Elles peuvent être profondes et avoir des effets destructeurs.

Dévalorisation et déconstruction de l'image paternelle

Dans les situations de disqualification parentale se manifeste le plus souvent une forme de *« lavage de cerveau*[12] *»* émotionnel qui altère progressivement la perception que l'enfant a de son père. Cette dévalorisation quotidienne va des petites remarques dépréciatives à des accusations beaucoup plus graves. Le processus de dénigrement repose sur une série de tactiques verbales visant à miner l'image parentale. Il débute par la profération de commentaires négatifs récurrents, tels que *« Tu sais, ton père ne se soucie jamais vraiment de toi »*, qui instillent un doute constant dans l'esprit de l'enfant concernant l'affection de l'autre parent. Simultanément, les compétences du parent sont systématiquement remises en question, transformant même un manque d'habileté mineur en preuve

---

[12] Richard Gardner, *The parental alienation syndrome : A guide for mental health ans legal professionals*, Creative Therapeutics,1992.

d'inaptitude globale à la garde.

Cette stratégie est renforcée par l'amplification d'événements triviaux, où un simple retard est érigé en preuve d'irresponsabilité fondamentale, et culmine par l'usage de mensonges ou d'exagérations blessantes dans le but de créer un sentiment d'abandon chez l'enfant.

Ainsi, ces attaques constantes créent une lente érosion de l'image paternelle, jusqu'à ce que l'enfant intègre inconsciemment une vision déformée et négative de son père.

Loin de se borner à une simple critique, le processus de déconstruction de l'histoire familiale vise activement à une réécriture du passé par l'entremise de la manipulation narrative : les souvenirs partagés et les moments de joie avec le parent cible sont systématiquement atténués ou purement et simplement effacés du récit.

De plus, les désaccords conjugaux ou les tensions antérieures sont artificiellement amplifiés et transformés en preuves d'incompétence ou de dangerosité pour l'enfant.

Cette dynamique s'achève par l'instrumentalisation de l'enfant lui-même, souvent encouragé à rejeter les gestes d'affection ou les cadeaux du parent ou à refuser toute rencontre, garantissant ainsi l'approfondissement et la pérennisation de la distanciation.

Il intègre alors une image affaiblie de son père et en vient à douter de son utilité affective.

Parallèlement, on observe un processus de rupture de lien cognitif et émotionnel par lequel l'enfant développe une peur ou un rejet injustifié du parent ciblé, convaincu qu'il agit pour sa légitime protection.

> *Manon, 13 ans, qui présente tous les stigmates d'une disqualification parentale sévère, refuse tout contact avec lui depuis 2 ans. Celui-ci persiste néanmoins à vouloir conserver le lien avec sa fille et lui fait passer un cadeau pour Noël par l'intermédiaire des éducateurs AEMO. Lorsqu'ils proposent le cadeau à Manon hors de la présence de sa mère, les éducateurs constatent que celle-ci le refuse, non pas parce qu'il n'est pas à son goût mais, dit- elle, « parce qu'il vient de son père ».*

Impact sur la dynamique familiale

La disqualification parentale affecte également l'ensemble de la structure familiale, y compris les relations avec les membres de la famille élargie. En créant un environnement relationnel instable, elle désorganise les rôles familiaux. Comme dans les sectes ou les régimes totalitaires, le parent aliénant s'auto-proclame *« protecteur exclusif »* tandis que le parent ciblé est présenté comme *«indifférent»*, *« défaillant »* voire même qualifié de *« dangereux »*.

L'enfant est instrumentalisé pour contester ou ignorer l'autorité du parent ciblé, perturbant la répartition normale des responsabilités éducatives. Il est placé dans une position de gardien, d'arbitre ou de juge, ce qui dépasse largement son rôle naturel et crée chez lui un stress émotionnel majeur. L'exclusion parentale crée une polarisation nette, ce qui signifie que la famille est clivée en deux camps opposés, avec des loyautés forcées, des perceptions simplifiées en « bon » contre « mauvais », et une rupture progressive des relations équilibrées. Les membres de la famille se trouvent souvent contraints de choisir leur camp, ce qui fragmente la famille élargie. Les grands-parents, tantes et oncles peuvent être utilisés comme relais du parent aliénant ou censurés, limitant le soutien familial extérieur. Tout l'entourage paternel, y compris la demi-fratrie se trouve écartée et disqualifiée. Les fêtes, réunions ou événements familiaux deviennent des moments de tension, où la coopération normale est remplacée par des affrontements subtils ou explicites.

C'est bien le but de ces mères : pour pouvoir être les seules à régenter la vie de leurs enfants, elles tiennent tout le monde à distance et une saine triangulation devient impossible.

Ce comportement, comparable à celui que l'on retrouve auprès des sectes, aboutit à freiner le développement psycho-affectif de l'enfant.

8

La responsabilité des institutions

Certaines institutions, notamment judiciaires, sociales, médicales et scolaires, peuvent, de manière involontaire ou non, renforcer la disqualification du père dans ces situations de conflit familial extrêmes.

Par manque de formation, par conformisme culturel ou par tropisme materno-centré, ces acteurs institutionnels peuvent devenir les relais de l'emprise psychologique, amplifiant le processus de disqualification parentale au lieu de le corriger.

Les juges aux affaires familiales : entre surcharge et biais perceptif

Les juges aux affaires familiales (JAF) sont souvent contraints de trancher dans des affaires où les accusations sont multiples et les preuves difficiles à vérifier. Dans ce contexte, les discours les plus structurés, empreints d'émotion et de cohérence apparente sont souvent jugés plus crédibles. Marc Juston, un ancien juge aux affaires familiales, confirme que le JAF a tendance à rendre des décisions stéréotypées et à faire du « pilotage automatique [13] ».

---

[13] cf marc-juston-mediateur.com . *Le Juge aux Affaires Familiales et la médiation familiale.*

Le Juge des enfants, juge naturel de la protection de l'enfance en danger

L'exclusion parentale, même si elle n'est pas explicitement définie dans la loi, peut constituer une situation de danger pour l'enfant au sens de l'article 375 du Code civil :
« Si la santé, la sécurité ou la moralité d'un mineur sont en danger, ou si les conditions de son éducation ou de son développement sont gravement compromises... »

Ce danger peut se traduire notamment par :

- Un rejet injustifié d'un parent induit par l'autre parent

- Une coupure prolongée de liens familiaux non justifiée

- Des propos dénigrants répétés causant un trouble psychologique

Dans ce cas, le Procureur de la République, un parent, un tiers, ou un service social peut saisir le juge des enfants.

Le juge des enfants dispose de pouvoirs de protection prévus par les articles 375 à 375-9-1 du Code Civil.

Il peut :

• *Ordonner des mesures d'investigation :*

- **La MJIE :**

Une Mesure Judiciaire d'Investigations Éducatives a pour objectif d'apporter un éclairage précis sur la situation familiale. Elle permet d'explorer les relations entre l'enfant et ses parents, les conditions de vie et le climat éducatif et affectif dans lequel il grandit.

Cette investigation vise également à évaluer ses besoins fondamentaux : sécurité, santé, éducation, mais aussi équilibre psychologique et affectif.

À partir des observations recueillies, les professionnels (éducateurs et assistants sociaux) formulent des préconisations destinées au juge. Ce dernier pourra alors décider s'il est nécessaire de mettre en place une mesure adaptée à la situation de l'enfant. Les rencontres avec les parents, l'enfant, et parfois l'école ou l'entourage, alimentent un rapport final qui constitue une base essentielle pour guider la décision judiciaire.

- **L'expertise psychologique ou psychiatrique :**

Menée par un professionnel expert auprès des tribunaux, elle a pour objectif d'analyser la dynamique familiale, en s'attachant aux liens que l'enfant entretient avec chacun de ses parents et en repérant d'éventuelles pressions ou situations de conflit de loyauté. Elle vise également à évaluer le vécu de l'enfant, en tenant compte de ses émotions, de son discours et de sa capacité à exprimer une opinion réellement libre de toute influence.

Parallèlement, l'expert s'attarde sur les aspects psychologiques des parents : leur fonctionnement émotionnel, leurs modes relationnels, ainsi que d'éventuelles fragilités ou difficultés susceptibles d'affecter la situation familiale.

A noter que les personnes manipulatrices à structure perverse parviennent très souvent, et avec aisance, à tromper les experts et retourner les situations en leur faveur.

- *Ordonner des mesures d'assistance éducative en milieu ouvert (AEMO) :*

L'AEMO a pour vocation d'accompagner les familles fragilisées, en les aidant à retrouver un équilibre éducatif et affectif autour de l'enfant. Elle offre un soutien concret aux parents dans l'exercice de leurs responsabilités, tout en veillant au développement et au bien-être de l'enfant. Son objectif est aussi préventif : repérer et limiter les risques susceptibles de menacer sa sécurité, sa santé ou sa stabilité émotionnelle. Plutôt que de séparer l'enfant de son milieu, l'AEMO privilégie l'intervention au cœur même de la famille. Des professionnels - éducateurs, assistants sociaux - se rendent régulièrement au domicile de chaque parent, afin de les soutenir, restaurer le dialogue, les repères et la confiance nécessaires à une vie familiale plus sereine.

• *Décider d'un placement provisoire :*

Placement de l'enfant chez l'autre parent, un membre de la famille, une famille d'accueil, une MECS [14]., un foyer, les décisions du juge des enfants sont à durée déterminée - d'environ 6 mois à un an. A l'issue de cette période, une nouvelle évaluation est réalisée.

Deux options s'offrent alors : soit la levée de la mesure si le danger a disparu, soit la reconduction de la mesure si le danger persiste. Il faut noter que les mesures de protection de l'enfance peuvent être reconduites jusqu'à la majorité de l'enfant.

Si, en cas d'exclusion parentale, le juge des enfants dispose d'un certain nombre d'outils pour protéger l'enfant, il ne règle pas pour autant le litige parental sur sa résidence qui est du ressort du Juge aux Affaires Familiales. Son rôle est de préserver l'intérêt supérieur de l'enfant, même si cela implique une séparation temporaire d'avec le parent aliénant.

---

[14] Maison d'Enfants à Caractère Social : Etablissement du secteur social ou médico-social qui accueille des mineurs en difficulté familiale, sociale ou éducative.

Le juge des enfants est également compétent pour délivrer une injonction de soins médicaux variés et/ou psychologiques.

La protection de l'enfance : dérives d'interprétation et réactions excessives

Dans le cadre de la protection de l'enfance, il arrive que certaines situations de conflit parental ou de suspicion de danger donnent lieu à des interprétations excessives ou à des réactions institutionnelles inadaptées. Des mesures comme le placement en milieu neutre sont parfois décidées trop rapidement, sur la base d'un signalement ou d'éléments partiels, sans qu'une évaluation approfondie de la dynamique familiale n'ait été menée. Or, un tel placement, censé mettre l'enfant à l'abri des tensions familiales, ne peut atteindre son objectif que si l'on reconnaît la dimension psychologique et relationnelle du problème. Un enfant victime de disqualification parentale a été exposé à un discours clivant et à la manipulation affective d'un parent contre l'autre. S'il est placé dans un environnement neutre sans accompagnement psychologique spécialisé, il risque de persister dans ses croyances induites et de maintenir le rejet de l'autre parent. Le placement peut alors stabiliser physiquement la situation mais le conflit psychique ne sera pas résolu pour autant, car l'enfant restera prisonnier de la vision distordue transmise par le parent aliénant.

Pour que le placement ait un réel effet protecteur, il est primordial d'y associer un travail thérapeutique avec des professionnels compétents et formés sur ces problématiques, visant à déconstruire progressivement le discours aliénant pour permettre à l'enfant de se faire sa propre opinion. Un travail de réhabilitation de la figure parentale rejetée, souvent diabolisée dans le récit initial réécrit par la mère doit impérativement y être associé, même s'il peut être long et douloureux, en respectant le rythme de l'enfant. Enfin, l'accompagner progressivement dans sa loyauté partagée, afin qu'il comprenne qu'il a le droit d'aimer ses deux parents est également une démarche prépondérante.

Dans le cadre de disqualification parentale sévère, les services de protection de l'enfance (ASE, CRIP, PMI [15)]) peuvent recevoir des signalements de la part de mères affirmant que les enfants sont en danger au contact du père. Par précaution, l'intervention est souvent orientée vers une suspension de contact plutôt qu'une investigation approfondie, ce qui ne fait que renforcer la toute-puissance du parent aliénant et légitimer son discours aux yeux de l'enfant.

De plus, la notion de *présomption de véracité maternelle semble* récurrente dans les rapports sociaux, en dépit du principe du contradictoire.

> *Le juge des enfants a ordonné* une *MJIE*[16], *à la suite de sa saisine par Antoine pour de fausses accusations de maltraitance proférées par ses deux enfants et leur mère. La mesure, menée par une assistante sociale, a duré 5 mois. Durant cette période, celle-ci a rencontré 6 fois les enfants au domicile de la mère et s'est rendue une seule fois au domicile du père, hors de la présence des enfants, ne pouvant donc se forger une opinion ou, pour le moins, observer les interactions entre le père et les enfants. Elle a pourtant rendu au juge un rapport à charge contre le père disant, en substance : « Monsieur est un homme très charismatique dont on peut difficilement croire qu'il puisse avoir été violenté par Madame comme il se gargarise [sic] à le dire. En revanche, on ne peut écarter le fait qu'il puisse exercer des pressions et violences diverses sur ses enfants comme ceux-ci le déclarent et ce que confirme Madame ».*

L'école, relais de la parole maternelle

En cas de conflit parental, surtout lorsque l'enfant vit majoritairement avec un seul parent, la par-

---

[15] ASE = Aide Sociale à l'Enfance. CRIP = Cellule de Recueil des informations Préoccupantes. PMI = Protection Maternelle Infantile.

[16] Pour rappel, MIJE = Mesure Judiciaire d'Investigations Educatives.

-ole de ce dernier peut influencer les adultes qui gravitent autour de l'enfant, notamment les enseignants. L'école, lieu de confiance et d'autorité éducative, peut alors devenir le vecteur d'une vision manichéenne et d'un récit familial unilatéral en défaveur de l'autre parent.

Les enseignants, parfois sans mauvaise intention, deviennent les relais d'une vision unilatérale de la situation familiale.

Certains enseignants, chef d'établissements, conseillers d'éducation, assistantes sociales, ont tendance à accorder un crédit aveugle au discours maternel pour la simple raison qu'il s'agit...de la mère ! Il est d'ailleurs extrêmement fréquent que le personnel scolaire ne communique qu'avec elle, pensée comme seule responsable et impliquée. Les stéréotypes de genre ont la vie dure. Lorsque celle-ci présente des traits manipulateurs et/ou pervers, elle distille des « informations » concernant l'enfant et le père soigneusement triées, de manière à ce qu'elles donnent une vision de la situation qui serve ses intérêts personnels et qui soit défavorable au père, au détriment de l'intérêt supérieur de l'enfant.

Le personnel scolaire devient ainsi complice de la disqualification parentale et en renforce l'impact à la fois sur le père et l'enfant.

> *Le professeur d'école d'Anna rédige une attestation à la mère affirmant que l'enfant « semble anxieuse après les week-ends chez le père », sans vérifier les conditions de ces week- ends.*

Le pédopsychiatre et psychanalyste Didier Houzel, confirme cette « *légitimation affective automatique de la mère dans les réseaux pédagogiques*[17] ».

Fort heureusement, il existe aussi des professionnels sachant faire preuve d'impartialité et qui ne se laissent pas manipuler. S'ils sont, pour le moment, encore peu nombreux, leur approche mérite d'être soulignée.

> *Patrice, père de Titouan, 13 ans, apprend fortuitement que sa mère a décidé de le changer de collège pour l'inscrire dans celui situé à quelques minutes de son domicile, au motif d'un prétendu harcèlement scolaire. Patrice, titulaire de l'autorité parentale, va rencontrer le principal, les professeurs et le CPE pour tirer cette histoire au clair. Tout le personnel confirme que Titouan n'a subi aucun harcèlement, ce que confirme aussi l'enfant hors de la présence de sa mère. Le chef d'établissement confirme que l'enfant ne sera pas radié du collège sans l'accord écrit des deux parents. Patrice, considérant que l'intérêt supérieur de son fils n'est pas de changer*

---

[17] Didier Houzel, *L'aube de la vie psychique*, Erès, 2002.

> *d'établissement pour la troisième fois depuis la rentrée scolaire, ne cède pas aux injonctions de la mère et s'oppose à ce changement. En représailles, la mère, déjà coupable de 15 non- représentations d'enfant consécutives, déscolarise l'enfant pendant les deux derniers mois de l'année scolaire, sans aucun justificatif. Le principal signale la situation à la CRIP et au Rectorat, et le père saisit en urgence le juge des enfants. Ce dernier a convoqué les parties cinq mois après avoir été saisi et a rendu sa décision deux mois plus tard. Malgré des éléments factuels faisant état de l'emprise et de l'instrumentalisation de Titouan et de sa sœur par leur mère, le magistrat a rendu un non-lieu à assistance éducative, estimant que les enfants ne seraient pas en danger au domicile maternel. L'enfant a, entretemps, changé de collège comme l'exigeait unilatéralement la mère, car le père a cédé afin d'éviter que Titouan ne rate sa rentrée scolaire 2025.*

Médecins et psychologues : entre empathie et confusion

Dans le cadre de la protection de l'enfance et particulièrement dans les situations d'exclusion parentale, les médecins et psychologues occupent une place cruciale. Leur mission consiste à évaluer la souffrance psychique de l'enfant, à identifier les situations de danger et à proposer un accompagnement thérapeutique adapté. Mais leur rôle se situe parfois à la frontière délicate entre empathie et risque de confusion interprétative.

L'empathie permet de reconnaître et valider la souffrance de l'enfant qui peut présenter des symptômes tels que de l'anxiété, des troubles du sommeil, ou des signes de stress post-traumatique. Elle contribue également à établir l'alliance thérapeutique qui forge la qualité du lien patient et thérapeute, condition essentielle afin que l'enfant s'exprime librement, se sente en confiance et compris.

Cependant, dans des contextes familiaux marqués par une communication clivante (un parent accusant l'autre), cette empathie peut brouiller l'analyse. Le professionnel, touché par la détresse apparente de l'enfant, peut prendre pour argent comptant ses récits sans considérer l'éventuelle influence d'un parent manipulateur. La neutralité clinique indispensable risque alors de céder la place à une position partisane plus ou moins involontaire, qui peut renforcer l'emprise plutôt que la résoudre.

La confusion, quant à elle, naît souvent de plusieurs facteurs :

- Le transfert et le contre-transfert, par lesquels l'enfant peut projeter sur le profess-

-ionnel des émotions liées au rejet parental, et celui-ci, en retour, peut ressentir une empathie sélective pour l'un des parents

- Les biais cognitifs : un professionnel déjà convaincu de la malveillance d'un parent risque de privilégier les éléments qui confirment son hypothèse (biais de confirmation) et d'ignorer les informations contraires
- La complexité des récits : les situations d'aliénation parentale mêlent souvent réalité objective et discours subjectif, ce qui rend l'analyse clinique plus difficile

De fait, les comptes-rendus psychologiques biaisés peuvent entraîner des décisions judiciaires surévaluant le danger ou sous-estimant l'impact de la disqualification parentale sur les victimes concernées.

Afin d'éviter que l'empathie ne dérive en confusion, plusieurs pistes existent :

- Former les professionnels en psychopathologie de l'enfant, en dynamique des conflits familiaux, et aux mécanismes des relations d'emprise

- Recourir à une supervision clinique pour analyser le transfert et maintenir la neutralité
- Croiser les regards de psychologues, pédopsychiatres, éducateurs et médiateurs afin de limiter les lectures unilatérales
- Évaluer la souffrance psychique et les dynamiques familiales au moyen d'outils standardisés, afin de compléter l'analyse clinique par des données plus précises et objectives.

> *La psychologue qui a rencontré trois fois Elsa affirme dans un courrier rédigé à la demande de la mère que la fillette présente un stress post-traumatique « lié à la période de garde chez le père », sans jamais l'avoir rencontré, ni même pris la peine de le consulter avant de procéder à l'évaluation de l'enfant.*

Il est rappelé ici que, dans le cadre d'un exercice conjoint de l'autorité parentale, les deux parents doivent être d'accord pour que l'enfant bénéficie d'un suivi psychologique. Lorsque c'est la mère qui prend cette initiative sans consultation préalable du père, celle-ci n'est quasiment jamais sanctionnée. L'inverse ne se vérifie pas.

L'obligation de neutralité et la nécessité de

croiser les sources dans tout diagnostic impliquant un conflit parental doit devenir la norme.

Le rôle passif ou complice des avocats

Dans les situations de disqualification parentale ou de conflits parentaux sévères, les avocats sont censés représenter l'intérêt de leur client tout en respectant l'intérêt supérieur de l'enfant, principe fondamental en droit de la famille. Pourtant, on observe parfois une forme de complicité avec des comportements aliénants, ou, à l'inverse, des attitudes passives.

Certains avocats par exemple, parfois par stratégie judiciaire, encouragent leurs clientes à adopter une posture victimaire. Multiplier les plaintes contre le parent-cible, dépeindre un climat de *« violence psychologique floue »*, dissuader de toute thérapie, médiation ou entretien conjoint - pour rappel, ces modalités sont totalement inefficaces lorsque le parent manipulateur présente des traits de personnalités pervers - sont autant de techniques utilisées par certains avocats peu scrupuleux, dont le souci unique est de faire *« gagner »* leur cliente, quoi qu'il en coûte de l'intérêt de l'enfant.

De même, en renforçant le discours clivant du parent aliénant pour obtenir un avantage judiciaire (résidence exclusive, suspension du droit de visite, etc.), en alimentant le conflit par la succession de procédures agressives, en relayant des accusations non vérifiées, ils utilisent le système judiciaire pour légitimer la disqualification parentale.

L'avocat devient alors un acteur actif du conflit, complice du parent aliénant, plutôt qu'un professionnel cherchant l'apaisement et la justice.

A l'inverse, certains avocats adoptent une attitude passive lorsqu'ils :

- Se contentent de transmettre les demandes du parent aliénant sans chercher à comprendre la dynamique familiale

- Ne contestent pas les discours clivants ou les accusations infondées d'un parent contre l'autre

- S'abstiennent de recommander des mesures d'apaisement, comme, une thérapie familiale

Le conflit s'enlise alors car les décisions judiciaires reposent sur des versions unilatérales et l'enfant reste pris en otage du conflit parental.

La disqualification institutionnelle comme renforcement du traumatisme

La disqualification institutionnelle désigne le phénomène par lequel une institution censée protéger (justice, protection de l'enfance, services sociaux, école etc...) invalide ou minimise la parole d'un enfant ou d'un parent, ou répond de manière inappropriée à une situation de souffrance psychologique ou de conflit grave. Au lieu d'apporter du soutien, l'institution se fait complice en renvoyant parfois une image d'incompréhension, de méfiance ou de jugement négatif, ce qui peut aggraver le traumatisme initial.

Pour un enfant ou un parent déjà fragilisé, la non- reconnaissance de sa souffrance équivaut à un nouveau rejet symbolique. Le silence institutionnel ou les réponses minimisantes peuvent être perçus comme une trahison.

Il en résulte un sentiment d'injustice, d'impuissance, de colère et de perte de confiance susceptible de déclencher une reviviscence du traumatisme initial.

D'un point de vue psychologique, on parle de double victimisation.

Sur la blessure initiale vient ainsi se greffer une blessure secondaire liée à la mauvaise prise en charge institutionnelle, ce qui contribue chez le père et/ou chez l'enfant à :

- Renforcer le sentiment d'abandon ressenti par l'enfant qui se sent seul face à son vécu
- Cristalliser le traumatisme : les symptômes anxieux ou dépressifs se fixent et s'aggravent
- Aggraver les conflits de loyauté : l'enfant se replie dans le discours du parent le plus dominant car il ne fait plus confiance aux institutions pour l'aider
- Provoquer une méfiance durable envers la justice, les services sociaux, voire les psychologues et les magistrats
- Intérioriser une idée du père comme étranger, voire dangereux
- Subir un isolement affectif
- Perdre confiance dans le système.

9

Conséquences psychologiques sur le père et l'enfant

La disqualification parentale ne se limite pas à une blessure ponctuelle. Elle constitue un traumatisme à double niveau, qui affecte durablement la construction identitaire, la sécurité affective et la capacité à faire confiance.

Chez le père :

Effondrement narcissique et isolement psychique

> *Paul, 42 ans, se voit privé de son droit de visite et d'hébergement par la seule volonté de la mère de ses enfants pendant plus d'un an. Saisi par Paul quelques années auparavant pour de fausses accusations de violence, le juge des enfants qui avait ouvert un dossier d'assistance éducative s'est désengagé de la situation, considérant que les enfants ne sont pas en danger. Quant au juge aux affaires familiales, il a maintenu la résidence des enfants chez leur mère, ordonné un droit de visite élargi pour le père que la mère ne respecte pas - sans aucune conséquence judiciaire pour elle. Paul cesse de travailler, vit replié, et consulte pour des idées noires. Il confie : « Je me lève chaque matin avec l'impression d'être mort, sauf que je respire encore. »*

Lorsqu'un père est progressivement écarté de la vie de son enfant, en dépit de son engagement, il vit une forme d'effondrement narcissique. La blessure ne vient pas seulement de la perte du lien, mais de l'invalidation de son rôle d'adulte protecteur, d'un véritable « *empêchement de rôle* [18] ».

Conséquences cliniques fréquentes :

- Dépression récurrente ou chronique
- Ruminations obsessionnelles et troubles du sommeil
- Perte de repères identitaires : « *Qui suis-je si je ne peux plus être père ?* »
- Pensées suicidaires, parfois avec passage à l'acte

Sentiment d'injustice et perte de confiance

L'expérience d'un homme confronté à une disqualification parentale sans reconnaissance institutionnelle provoque un décalage violent entre les valeurs qu'il porte (justice, vérité, attachement) et la réalité vécue.

La paternité est une composante essentielle de l'identité masculine pour beaucoup d'hommes. La disqualification parentale prive le

[18] Boris Cyrulnik, *Les vilains petits canards,* Odile Jacob, 2001.

père de la reconnaissance affective de son enfant, et d'une partie de sa reconnaissance sociale. Pour nombre de pères investis dans leur rôle parental, ressentir l'invalidation de leur fonction protectrice et éducative touche à l'essence même de leur être ainsi qu'à leurs valeurs morales et symboliques. La souffrance psychique qu'ils ressentent peut conduire à leur désengagement affectif progressif, voire à leur résignation.

Chez les pères invalidés, le rejet de l'enfant et la peur de perdre définitivement le lien avec lui les expose fréquemment à une anxiété chronique, ainsi qu'à des symptômes dépressifs (tristesse, perte d'intérêt, culpabilité excessive...). Dans les cas les plus graves, lorsque le père a vécu des procédures judiciaires longues et/ou humiliantes, on retrouve un syndrome de stress post-traumatique nécessitant des soins thérapeutiques spécifiques.[19]

En outre, le ressentiment et la colère intériorisée peuvent mener à un repli sur soi ou, à l'inverse, à des comportements impulsifs qui risquent d'être interprétés comme de l'agressivité et aggraver la disqualification institutionnelle.

La violence psychique la plus dévastatrice n'est pas toujours visible : elle agit par exclusion,

[19] Cf développement infra in chapitre 13

culpabilisation et manipulation de l'image de l'autre. Dans la disqualification parentale, cette violence atteint une intensité particulière : le parent rejeté subit une blessure narcissique profonde, renforcée lorsque les institutions valident ce rejet sans en analyser les racines. La victime ne souffre pas seulement de la perte du lien affectif mais aussi de l'incompréhension sociale et judiciaire qui l'accompagne. Elle s'apparente à une pathologie nouvelle, où la blessure provient de l'institution elle- même et pour laquelle seule une prise en charge thérapeutique attentive, respectueuse de la parole et des affects, peut aider à restaurer l'identité blessée du parent tout en permettant à l'enfant de sortir d'une loyauté forcée pour retrouver une pensée autonome.

Isolement social et familial

L'exclusion parentale ne touche pas seulement le lien père-enfant. Elle a aussi un impact profond sur le réseau social et familial du père. L'isolement résulte souvent d'une cascade de facteurs émotionnels, relationnels et sociaux qui s'entretiennent entre eux

- *Honte sociale, auto-stigmatisation et retrait relationnel :*

Le père peut ressentir une forte honte sociale liée au fait d'être rejeté par son propre enfant ou perçu comme un « mauvais parent » par l'entourage ou les institutions. Sur ce ressenti peut aussi venir se greffer un auto-stigmatisation : il finit parfois par croire le récit de l'autre parent ou le discours institutionnel qui le discrédite, ce qui l'enferme dans une spirale psychique qui auto-alimente une culpabilité toxique. Enfin par peur du jugement ou par lassitude, il s'éloigne de ses amis, de ses collègues, voire de sa famille, créant ainsi un véritable retrait relationnel qui alimente l'isolement psychique.

• *Fatigue émotionnelle et épuisement social :*

Avec son entourage, les conversations finissent souvent par tourner autour du conflit, ce qui peut pousser certains proches à prendre leurs distances De fait, certaines relations deviennent instrumentalisées : des amis ou membres de la famille sont perçus comme étant « du côté de l'un ou de l'autre parent », accentuant les clivages relationnels et les prises de distances.

• *Perte du réseau familial élargi :*

Les grands-parents, oncles, tantes, demi-fratrie qui soutiennent parfois le parent aliéné, peuvent aussi perdre le lien avec l'enfant, créant ainsi une véritable rupture intergénérationnelle car, non seulement le père est isolé, mais toute une partie de la famille est exclue de la vie de l'enfant, ce qui amplifie la souffrance collective.

- *Effet boule de neige : isolement → marginalisation→ perte de sens :*

Plus le père est isolé, plus il perd les ressources émotionnelles et sociales qui pourraient l'aider à se reconstruire. Cette marginalisation progressive accentue sa détresse psychique, pouvant aller jusqu'à la perte d'estime de soi et au désengagement parental.

> *Christophe, père de deux enfants de 14 et 13 ans, raconte : « Au début, j'en parlais à mes amis, à ma famille. Mais avec le temps, j'ai vu leur regard changer. Certains me disaient de tourner la page, d'autres prenaient le parti de mon ex. Aujourd'hui, je ne parle plus à personne. »*

Chez l'enfant :

Trouble de l'attachement

La disqualification parentale perturbe la sécurité émotionnelle de l'enfant. Selon John Bowlby, psychiatre et psychanalyste britannique (1907- 1990), le père et la mère constituent des figures d'attachement essentielles à la construction de la sécurité intérieure. Quand l'un des parents est dénigré ou effacé, l'enfant perd une partie de cette sécurité et risque de développer un attachement insécure marqué par la peur de perdre l'autre parent, ou par un rejet internalisé de celui qui est aliéné.

Cliniquement, on observe :

- Une anxiété de séparation : l'enfant craint de perdre l'unique parent valorisé

- Une ambivalence affective : il aime le parent rejeté mais se sent obligé de le haïr

- Des réactions de type évitement : il refuse tout contact pour apaiser le conflit intérieur

- Une réelle confusion entre amour, loyauté et contrôle
- La peur de décevoir la mère en exprimant une affection pour le père
- Des difficultés à construire une identité cohérente, surtout chez les garçons
- Des comportements agressifs, un repli sur soi, une phobie scolaire

Le clivage identitaire : une loyauté forcée

Au travers de ce clivage, l'enfant sépare le monde en « tout bon » et « tout mauvais » pour gérer des émotions trop contradictoires. Il en fait de même avec ses parents, le parent aliénant est idéalisé (« tout bon »), et le parent rejeté est diabolisé (« tout mauvais »).

Ce clivage affectif devient aussi un clivage identitaire, car l'enfant partage la moitié de son identité avec le parent rejeté. En le dénigrant, il dénigre aussi une partie de lui-même, créant une dissonance identitaire douloureuse.

Avec le temps, cela peut générer des difficultés telles que :

- Des troubles de l'estime de soi : il ne sait plus

quelle partie de lui est digne d'amour

- Une incapacité à intégrer les émotions négatives sans les projeter sur les autres

Conséquences psychologiques

La persistance d'un trouble de l'attachement couplée à un clivage psychique durant l'enfance induit des répercussions significatives et durables sur le développement psychosocial. Chez l'adolescent, ce schéma se traduit souvent par l'instauration d'une méfiance généralisée envers toute relation affective authentique. À l'âge adulte, les conséquences s'observent très fréqu-

-emment par des relations interpersonnelles chroniquement instables, caractérisées par une intense peur de l'abandon, des comportements d'hyper-contrôle, une propension à créer et entretenir des relations conflictuelles, ainsi qu'une profonde difficulté à accorder sa confiance, à s'engager émotionnellement et à maintenir des liens durables.

De surcroît, ce scénario augmente significativement la vulnérabilité aux troubles anxieux ou dépressifs, complexifiant d'autant plus l'intégration d'une identité stable et cohérente.

Altération de la filière transgénérationnelle

Françoise Dolto soulignait l'importance de la filière transgénérationnelle. Il s'agit de l'ensemble des transmissions psychiques, émotionnelles et culturelles qui circulent d'une génération à l'autre. Ces transmissions peuvent être conscientes (éducation, récits) ou inconscientes (secrets de famille, traumatismes non résolus).[20]

Lorsqu'il y a une rupture de lien avec l'un des deux parents, la transmission familiale est profondément perturbée. L'enfant se retrouve coupé de la lignée du parent rejeté, et donc d'une partie

[20] Cf Dolto et Tisseron

de ses racines. Lorsque les récits familiaux sont transmis, ils le sont par le parent aliénant et, de fait, nécessairement biaisés ; le parent rejeté étant systématiquement présenté comme « mauvais », lorsqu'il n'est pas carrément effacé de l'histoire.

Ainsi, les modèles affectifs proposés deviennent contradictoires avec, d'un côté, l'amour fusionnel avec le parent aliénant et, de l'autre, le rejet, la haine ou le silence envers le parent-cible.

À plus ou moins long terme, cela engendre une « trou » dans la filiation. L'enfant, qui hérite d'une histoire familiale amputée voire falsifiée ne sait plus d'où il vient. Il est alors exposé à développer une identité fragmentée, avec des difficultés à se sentir légitime dans sa double appartenance familiale. Arrivé à l'âge adulte, il n'est pas rare qu'il éprouve des difficultés à se projeter comme futur parent.

Risques de reproduction du schéma aliénant

Les expériences traumatiques vécues durant l'enfance peuvent laisser des empreintes profondes qui modèlent la vie relationnelle de l'individu à l'âge adulte. Face à une peur viscérale de l'abandon, ces personnes sont souvent conduites à reproduire des relations amoureuses fusionnelles et exclusives. De plus, elles risquent de projeter inconsciemment sur leurs propres enfants ou partenaires les blessures émotionnelles héritées de leur passé familial. Cette dynamique peut également se perpétuer lorsque l'adulte adopte à son tour, parfois sans en prendre conscience, des comportements s'apparentant à ceux d'un parent aliénant, fermant ainsi le cycle de la souffrance relationnelle.

La reproduction du schéma est d'autant plus probable si l'enfant n'a pas accès à une pluralité de modèles relationnels (famille élargie, adultes neutres etc...), car le récit familial qui lui est présenté est manipulé et/ou tronqué, empêchant la compréhension des conflits passés par l'apport d'un éclairage différent du discours aliénant. Un accompagnement psychologique s'avère indispensable pour mettre en mots la souffrance et le conflit de loyauté.

Dans son livre *« Père manquant, fils manqué »*, Guy Corneau, montre comment le vide paternel entraîne une difficulté à se structurer en tant qu'homme et en tant que générateur de sécurité. [21]

---

[21] Guy Corneau, *Père manquant, fils manqué*, Les Editions de l'Homme, 2003

10

Leviers psychologiques

Les mécanismes psychologiques subtils mais puissants employés par certaines mères pour instaurer et maintenir une disqualification du père dans le couple parental relèvent de dynamiques de manipulation, de contrôle émotionnel, de victimisation stratégique et de transfert pouvant être pathologiques. L'objectif est ici d'apporter un éclairage sur les leviers invisibles qui rendent ces comportements si destructeurs et difficiles à détecter, tant pour le père que pour les institutions.

La manipulation affective, distorsion des émotions et instrumentalisation du lien

La manipulation affective consiste à utiliser les émotions comme levier de pouvoir dans une relation, afin de contrôler ou d'orienter le comportement de l'autre. Elle ne passe pas par une contrainte physique, mais par une pression émotionnelle subtile, souvent invisible pour l'enfant. Ce type de manipulation s'appuie sur plusieurs vecteurs de persuasion :

• *La culpabilisation :*

L'enfant ressent que toute affection envers le père est une trahison envers la mère. Ce mécanisme crée une loyauté forcée qui enferme l'enfant dans un choix cornélien.

• *L'amour conditionnel :*

L'affection maternelle devient dépendante du comportement de l'enfant qui doit se conformer aux attentes émotionnelles de la mère s'il veut recevoir amour et validation.

• *La peur induite :*

L'autre parent est présenté comme dangereux, négligent ou indifférent. Même en l'absence de preuves, l'enfant intègre cette peur comme une vérité émotionnelle. Plus le processus dure, plus il devient intériorisé. L'enfant intègre alors la haine et la peur comme s'il s'agissait de son vécu personnel réel.

• *La victimisation maternelle :*

La mère se présente comme fragile, injustement traitée, ce qui pousse l'enfant à rejeter l'autre parent. L'enfant pense ainsi protéger la mère, alors qu'il est instrumentalisé.

Marie-France Hirigoyen a précisément décrit cette ambivalence de la posture victimaire, qui peut aussi être un masque de contrôle relationnel[22], transférant ainsi la responsabilité émotionnelle de l'adulte à l'enfant[23].

• *Le besoin de contrôle* :

Accaparer l'affection de l'enfant pour se sécuriser elle-même en l'empêchant d'aimer l'autre parent.

• *La réparation narcissique :*

Utiliser l'enfant pour combler ses propres blessures affectives ses traumas non résolus et éviter ainsi de se remettre en question .

• *La consolidation d'une alliance :*

Créer un « couple mère-enfant » contre le père, renforçant le clivage familial.

Ces comportements répondent à des objectifs psychologiques - inconscients ou non - visant à satisfaire exclusivement les besoins de la mère en transférant sa propre responsabilité et son ressentiment personnel envers le père sur l'enfant.

---

[22]Marie-France Hirigoyen, Le *harcèlement moral*, Syros, 1998
[23] Susan Forward, *Parents toxiques*, Marabout, 2002

La triangulation toxique : mise en concurrence parentale

La triangulation toxique transforme l'enfant en intermédiaire émotionnel et en outil de manipulation. En le forçant à choisir, cette mise en concurrence génère culpabilité, anxiété et ambivalence forcée. Ainsi, il se trouve confronté à un climat nuisible et chronique, dont la gravité dépasse largement le simple conflit de loyauté, au sein duquel le père est sans cesse contraint de se justifier ou de chercher à séduire l'enfant pour maintenir le lien. Sans l'introduction d'un tiers neutre dans la relation, le système perdure et tourne en boucle.

L'inversion des rôles : l'enfant confident et/ou soutien du parent disqualifiant

L'inversion des rôles survient lorsqu'un enfant est placé dans un rôle qui ne correspond pas à son âge, ni à son développement, ni à sa place au sein de la famille. Le parent aliénant lui fait assumer des responsabilités psychologiques ou pratiques normalement réservées aux parents. L'enfant peut alors devenir confident de ses parents, agir comme soutien émotionnel, médiateur ou « parent » de ses frères et sœurs. L'attente implicite ou explicite qu'il prenne soin des émotions ou des besoins des adultes repose sur ses épaules.

• *L'enfant confident du parent aliénant :*

Il écoute les critiques du parent aliénant, ses plaintes ou les secrets d'adultes qu'il lui révèle.

• *L'enfant complice ou allié contre l'autre parent :*

Il est sollicité pour soutenir activement le parent aliénant. Pour ce faire, il en adopte les positions et participe aux campagnes de dénigrement contre l'autre parent ainsi qu'aux fausses accusations.

• *L'enfant soutien émotionnel pour le parent aliénant :*

Utilisé pour combler les besoins émotionnels du parent aliénant, il en devient le substitut émotionnel. Il porte la responsabilité de rassurer, consoler ou protéger le parent manipulateur.

• *L'enfant « messager » ou médiateur :*

Il est utilisé pour transmettre des messages, négociations ou menaces entre parents. Assigné arbitrairement par la mère dans un rôle de tiers entre ses parents, il devient « parentalisé ». Françoise Dolto évoquait déjà le danger du *« parentage inversé »* dans lequel « *l'enfant devient le thérapeute de son parent*[24] », compromettant ainsi son développement affectif.

L'instillation du doute ou la stratégie du soupçon permanent

Même en l'absence d'une accusation directe ou explicite, la mère peut instaurer un climat de méfiance insidieuse chez l'enfant afin d'atteindre ses objectifs, en utilisant plusieurs déclencheurs émotionnels qui exploitent et nourrissent le doute de l'enfant.

Ces techniques incluent l'emploi de questions orientées telles que : *« Tu es sûr qu'il ne t'a rien fait ? »*, le ressassement d'inquiétudes exagérées comme : *« Je suis toujours inquiète quand tu es chez lui »*, et l'adoption de réactions anxiogènes au retour des visites, l'ensemble visant à semer le trouble et à remettre en question la sécurité ou l'affection de l'autre parent.

Le chantage affectif, conditionnalité de l'amour maternel

Le chantage affectif permet d'obtenir l'obéissance ou permet d'influencer le comportement de l'enfant, en manipulant de manière insidieuse l'amour, l'affection ou l'acceptation qu'on lui donne. Cela introduit une condition à un amour qui devrait être inconditionnel.

---

[24] Françoise Dolto, *Quand les parents se séparent*, Editions du Seuil, 1988

L'amour conditionnel se produit lorsque l'enfant comprend que l'affection ou la reconnaissance de sa mère dépendent de ses actions, de ses choix ou de ses loyautés. La manipulation psychologique consiste à ce que l'enfant ne se sente aimé que lorsqu'il répond aux attentes du parent. S'il exprime des émotions ou des désirs contraires, il se sentira rejeté ou coupable.

Dans des contextes comme l'emprise parentale, nombre d'enfants ont pu rapporter des phrases prononcées par leur mère telles que :

- *« Je ne veux pas que tu me trahisses en parlant bien de lui. »*
- *« Tu n'as pas l'air de te rendre compte de ce qu'il m'a fait. Et de ce qu'il <u>nous</u> a fait. »*
- *« Tu m'aimes encore, hein ? Même si tu vas chez lui ? »*

L'amour devient alors un instrument de domination psychique,[25] créant une loyauté maternelle à laquelle l'enfant associe le rejet du père comme deux éléments indissociables.

---

[25] Alice Miller, *C'est pour ton bien*, Editions Aubier, 1985

Le recours à l'idéologie sociale dominante : la figure de la mère sacrificielle

Le recours à l'idéologie sociale dominante consiste à utiliser des valeurs culturelles, morales ou sociales largement acceptées pour justifier ou légitimer certaines attitudes parentales. Dans le cas de la mère sacrificielle, c'est l'image idéalisée de la mère qui se sacrifie pour ses enfants, une figure très valorisée dans de nombreuses sociétés. Dans le cadre de la disqualification parentale, cette idéologie est largement exploitée pour valoriser la position de la mère comme étant la seule protectrice ou la plus dévouée et pour créer une image morale supérieure, rendant l'autre parent secondaire ou défaillant par comparaison. Certaines mères manipulatrices, et à plus forte raisons celles qui présentent des traits de personnalité pervers, s'appuient sur la figure culturelle de la mère sacrificielle et protectrice pour justifier toutes les mesures d'exclusion du père, même lorsqu'elles sont démesurées voire injustifiées. La mère sacrificielle se présente comme celle qui se dévoue entièrement à ses enfants, s'effaçant face à un père dépeint comme absent, égoïste ou dangereux, assumant seule les épreuves pour forcée de l'enfant envers le parent qui revendique ce rôle sacrificiel. La critique s'en trouve d'autant plus délicate que cette figure maternelle est perçue comme l'incarnation d'une valeur sociale supérieure.

La philosophe Elisabeth Badinter rappelle que la sacralisation de la fonction maternelle peut aussi conduire à des abus de pouvoir déguisés[26].

---

[26] Elisabeth Badinter, *L'Amour en plus : histoire de l'amour maternel*, Editions Flammarion, *1980*

11

Réparer le lien père-enfant

Explorons à présent les dynamiques de reconstruction du lien père-enfant après une période de disqualification parentale, qu'elle ait été partielle ou totale. Le traumatisme subi est profond, notamment chez l'enfant et s'avère le plus souvent irréversible. Mais il arrive que la relation puisse renaître à certaines conditions, en fonction du contexte, de la temporalité et de l'accompagnement proposé. Ce processus repose sur trois piliers : la reconnaissance du traumatisme, l'endurance affective du père et la capacité de l'enfant à sortir du conditionnement avec une aide extérieure.

Une rupture du lien le plus souvent définitive, même s'il existe des exceptions.

- *Le temps, facteur d'enracinement psychologique du rejet* :

Au fil du temps, l'enfant est exposé à un discours constant et répétitif du parent aliénant visant à dévaloriser le père. Ces messages, qui associent le parent rejeté à des images négatives (indifférent, dangereux, irresponsable etc...), ne sont pas reçus comme des opinions, mais comme des vérités incontestables, surtout si l'enfant est jeune et dépendant du parent gardien pour sa sécurité affective lorsque le processus d'emprise débute.

Peu à peu, les souvenirs positifs ou les expériences heureuses avec le père, réécrites par la mère, sont réinterprétés à travers le prisme de ce discours. Ce qui était autrefois un moment agréable peut être présenté comme une illusion, une manipulation ou une preuve de l'égoïsme supposé du père. L'enfant construit alors une nouvelle narration interne, dans laquelle le parent rejeté n'a plus de place légitime.

Revenir vers ce parent exigerait de l'enfant qu'il remette en cause tout ce récit. Il lui faudrait alors reconnaître qu'il a pu être trompé ou manipulé, ce qui est souvent trop douloureux à admettre sur le plan psychologique. Il est donc plus simple, pour préserver son équilibre interne, de maintenir le rejet plutôt que d'affronter cette remise en question.

Le temps joue donc un rôle essentiel dans la rupture définitive. Plus la séparation dure, plus le lien père-enfant perd ses repères émotionnels et symboliques. Les anniversaires, fêtes, vacances et moments du quotidien qui auraient dû être partagés ne le sont plus. Peu à peu, les souvenirs communs s'estompent, remplacés par des années de silence, de distance et parfois de conflits. L'enfant grandit sans le père, apprend à vivre sans lui, et ce qui n'était au départ qu'une absence temporaire devient une absence intégrée à sa vie. Le père, même s'il reste présent en pensée, finit par être perçu comme un véritable étranger : quelqu'un dont on a entendu parler, mais avec qui on ne partage plus ni l'intimité ni la confiance nécessaires à une relation affective profonde.

Restaurer ce lien impliquerait non seulement de combler le vide du passé, mais aussi de recréer une proximité qui s'est dissoute avec le temps ; une tâche souvent trop complexe et douloureuse pour les deux parties.

• *Les obstacles sociaux et juridiques :*

Sur le plan pratique, la reprise de contact se heurte à des obstacles institutionnels majeurs. Les procédures judiciaires liées à la garde ou au droit de visite sont souvent longues, conflictuelles et marquées par de multiples reports.

Lorsque l'enfant, façonné par l'emprise maternelle, exprime le refus de voir son père, les juges ou les services sociaux hésitent fréquemment à imposer une reprise forcée du lien, au motif de divers prétextes. Cette posture problématique valide indirectement la rupture, car elle laisse s'écouler des mois, parfois des années, sans contact significatif, contribuant à creuser le fossé entre le père et son enfant.

De plus, le parent aliénant peut multiplier les obstructions concrètes : déménagements, conflits d'horaires, accusations infondées, refus de thérapie, multiplication de procédures, non-respect du droit de visite et d'hébergement. Ces stratégies retardent tout processus de rapprochement et contribuent à créer un point de non-retour où la séparation devient un état permanent plutôt qu'une situation temporaire. Ces facteurs interconnectés créent une dynamique où chaque année supplémentaire rend le retour du lien plus improbable, malgré les efforts éventuels du père ou le souhait latent de l'enfant.

Une lueur d'espoir

Malgré ce constat alarmant, quelques trop rares témoignages montrent que les enfants, à mesure qu'ils grandissent, remettent parfois en question la version unique qui leur a été imposée. Certains sont capables de mobiliser les ressources nécessaires à la compréhension réelle de ce qu'ils ont vécu, à une reprise de lien et entrent ainsi dans un processus de résilience.

Avec le temps, l'enfant développe une capacité accrue à analyser les événements et à différencier ses propres émotions de celles du parent aliénant. À l'adolescence ou à l'âge adulte, il peut remettre en question le discours négatif martelé pendant l'enfance. En grandissant, il cherche à construire sa propre histoire et à comprendre ses origines. Il peut ressentir alors le besoin de rétablir la vérité sur son passé, ce qui peut l'inciter à recontacter le parent rejeté pour obtenir sa version des faits. Obtenir une autre version de l'histoire peut lui permettre de constater que le discours du parent aliénant peut présenter des incohérences ou paraître excessif par rapport aux souvenirs que l'enfant conserve.

Cette dissonance peut ainsi mettre en doute la version unique qui lui a été imposée.

L'enfant peut aussi observer le fonctionnement d'autres familles où les deux parents sont présents, même s'ils sont séparés, ce qui l'amène à réaliser que l'exclusion totale d'un parent n'est pas la norme et peut être injuste.

L'influence de tiers tels que la famille élargie (demi-fratrie, grands-parents, oncles, tantes ou cousins) peut jouer un rôle de médiateurs, rappelant à l'enfant l'existence d'un lien affectif avec le parent rejeté. Cette possibilité n'existe pas dans le cas de rupture de lien parental sévère dans laquelle le parent aliénant fait en sorte d'isoler l'enfant de toute influence qui pourrait l'aider à une prise de conscience.

Des figures extérieures de confiance (amis, école etc..) peuvent aider l'enfant à prendre du recul par rapport à la dynamique familiale conflictuelle.

Une thérapie familiale scindée et/ou individuelle peut aider l'enfant à exprimer ses émotions, à comprendre la manipulation dont il a été victime et à se réapproprier sa véritable histoire personnelle.

Certains événements de vie majeurs, tels qu'un changement dans la résidence de l'enfant imposé par la justice peut favoriser une reprise du lien et peut déboucher sur une réconciliation si le contexte est favorable.

La maladie ou le décès d'un proche peuvent aussi susciter chez l'enfant un besoin de rétablir les liens avant qu'il ne soit trop tard.

Enfin, en devenant adulte, l'enfant échappe à la dépendance financière et émotionnelle du parent aliénant, ce qui lui donne plus de liberté pour explorer la relation avec l'autre parent.

Comment l'enfant sort de l'emprise parentale

Il s'agit d'un processus en 4 phases :

1. Le doute : L'enfant commence à remettre en question la version imposée, souvent à l'adolescence ou en contact avec d'autres récits

2. L'exploration : Il cherche des informations auprès d'autres proches ou du parent rejeté, en prenant soin que le parent aliénant

n'en soit pas informé

3. La réconciliation progressive : Des échanges limités permettent de reconstruire la confiance et de rétablir peu à peu le lien

4. La reconstruction identitaire : L'enfant intègre les deux parents dans son histoire sans être obligé de les opposer.

La résilience du parent rejeté

Être rejeté par son enfant, surtout de manière totalement injustifiée provoque une douleur psychique intense qui peut être comparée à celle ressentie lors d'un deuil.

Le parent rejeté traverse souvent les mêmes étapes que celles décrites par Elisabeth Kübler-Ross pour le deuil : déni, colère, négociation, dépression, acceptation.

Le neuropsychiatre Boris Cyrulnik, qui a popularisé le concept de résilience en France, définit celle-ci comme : « *L'art de naviguer dans les torrents*[27] ». Après des traumatismes majeurs, certaines personnes parviennent effectivement à se reconstruire grâce à un environnement soutenant et à leur capacité interne à donner du sens

[27] Boris Cyrulnik, *Un merveilleux malheur*, Odile Jacob, 1999

à ce qu'elles ont vécu. Pour le parent rejeté, la résilience ne consiste pas seulement à survivre , mais à retrouver une identité parentale et une vie affective qui ne soient pas détruites par ce qu'il traverse. Sa persévérance est un élément majeur dans la réparation du lien. Maintenir des tentatives de contact respectueuses, même limitées (cartes, messages, cadeaux) rappelle à l'enfant qu'il n'a pas été abandonné.

De même, et bien que cela ne soit pas simple, éviter de répondre à la manipulation par de la contre- manipulation protège l'enfant d'une loyauté conflictuelle supplémentaire.

L'objectif de la résilience du père n'est pas seulement de « tenir » émotionnellement, mais aussi de protéger - autant que faire se peut- l'enfant d'un conflit destructeur, reconstruire sa propre vie et offrir, si le lien se rétablit un jour, une posture d'adulte équilibré, présent, capable de reconnaissance et non de revanche.

Revaloriser l'image du père sans dévaloriser celle de la mère

- *Une fonction symbolique spécifique :*

Le père n'est pas une « mère bis ».

Il apporte une fonction symbolique et relationnelle distincte. Il occupe un rôle de tiers séparateur entre la mère et l'enfant. Il est celui qui introduit la loi et aide l'enfant à se différencier.

Le père représente l'accès à la réalité extérieure ; il est celui qui ouvre l'enfant sur le monde. Il est également une base de sécurité dans un style différent de celui de la mère, mais tout aussi important pour le développement de l'enfant.

- *La tentation de « réparer » en dévalorisant l'autre parent :*

Lorsqu'un parent se sent rejeté par son enfant, la douleur est immense. Cette souffrance pousse parfois le parent rejeté à vouloir rétablir la vérité en dénonçant l'autre parent ou en essayant de convaincre l'enfant que l'autre est « coupable ». Si, sur le plan émotionnel, ce comportement est tout à fait compréhensible, il n'en demeure pas moins délétère car il conduit presque toujours à aggraver le conflit intérieur de l'enfant. Il est donc crucial, dans la reconstruction du lien, d'éviter de dénigrer la mère pour « gagner » l'enfant. Il est bien plus pertinent de réintroduire la notion de complexité relationnelle sans faire porter à l'enfant la responsabilité de devoir choisir entre deux versions diamétralement opposées.

Exemple de phrase-type pertinente :

> *Jean-Luc dit à Emma, sa fille : « Ta mère et moi, on a eu mal. Elle a réagi à sa façon, moi à la mienne. Ce qui compte, c'est qu'on t'aime tous les deux ».*

La parole apaisée du parent rejeté restaure la sécurité intérieure de l'enfant.

Accepter un lien nouveau, différent, et parfois distancié

> *Estelle, 30 ans, retrouve son père après 15 ans de silence. Ils se voient deux fois par an, mais s'écrivent chaque semaine : « Ce n'est pas un père comme les autres. C'est mon père aujourd'hui. »*

Dans certaines ruptures familiales, le parent-cible espère fréquemment retrouver la relation qu'il avait avec ses enfants auparavant : fusionnelle, proche, avec des moments du quotidien partagés.

Mais il est courant que l'enfant, même s'il revient vers le parent rejeté, reste méfiant, réservé ou distant. Le parent peut vivre cela comme un échec personnel ou une injustice supplémentaire.

Pourtant, c'est une étape de reconstruction qui nécessite d'accepter que le lien ait encore une valeur bien qu'il ne soit plus le même.

Ainsi, la relation reconstruite ne reproduit pas nécessairement la proximité initiale. Elle se fonde sur un contrat émotionnel nouveau, parfois plus adulte, moins quotidien, mais chargé de sens.

Accepter un lien nouveau, c'est comprendre que le temps de la fusion ou de l'évidence est révolu, et qu'il est impossible de retrouver la relation telle qu'elle était avant la rupture. L'enfant peut aussi avoir besoin de temps et de sécurité avant de s'engager pleinement car il vient de traverser une tempête émotionnelle qui l'a ébranlée jusque dans ses racines. Accepter ce lien nouveau ou réparé, c'est lui apprendre que l'amour peut exister malgré la distance ou les conflits passés. C'est aussi offrir au père la possibilité de retrouver une identité parentale indépendante de la proximité physique.

De plus, cette relation construite sur des bases nouvelles peut, parfois, mûrir avec le temps et devenir plus profonde que les protagonistes ne pouvaient l'imaginer.

L'enfant comme sujet en devenir, non comme otage d'un conflit

Toute démarche de réparation doit, y

compris lorsque l'enfant est devenu adulte, le placer véritablement au centre du processus. Il ne s'agit pas d'en faire l'objet d'une reconquête ou d'un règlement de comptes entre parents, mais de le considérer comme une personne autonome, porteuse de sa propre histoire, qui cherche à donner sens à son vécu. Ce chemin de réparation doit lui permettre de reconstruire ses liens à son rythme, avec la possibilité de reconnaître ses blessures, et de se réapproprier son identité familiale sans pression ni culpabilité.

L'objectif est de lui garantir un cadre sécurisant et respectueux. Il doit pouvoir bénéficier d'un droit à la neutralité, sans être contraint de choisir son camp. Il est également essentiel de lui offrir un espace de parole protégé, encadré par des professionnels afin qu'il exprime sa souffrance librement, sans risquer d'être instrumentalisé.

Enfin, il importe que l'enfant conserve une image cohérente de ses deux parents. Même séparés, ceux- ci doivent veiller à préserver sa filiation et sa dignité.

Replacer l'enfant comme sujet en devenir, c'est lui permettre de développer une estime de soi stable qui a été abîmée par la relation d'emprise, lui permettre de construire des liens affectifs sécures avec ses deux parents, puis de devenir un adulte capable d'aimer sans reproduire les conflits parentaux.

Lorsqu'il est réinvesti dans un cadre de liberté et de respect mutuel, le lien parental peut, même après de longues années de silence ou de rupture, redevenir un socle affectif et symbolique. Il s'agit de créer un espace nouveau, affranchi des blessures passées, où chacun - parent comme enfant - peut se reconnaître et se rencontrer à nouveau, sans contrainte ni dette affective.

Quand l'échec de la reconnexion devient traumatisme secondaire

> *Marc, père d'un garçon qu'il n'a pas vu depuis 15 ans malgré 27 décisions de justice en sa faveur non exécutées, décrit cette douleur comme « un vide bruyant, comme si mon fils criait son absence dans ma tête ». Sa santé mentale se dégrade, il perd son emploi, puis tente de se suicider.*

Lorsque toutes les tentatives échouent, le père se retrouve face à une forme particulière de souffrance qu'on pourrait appeler « traumatisme secondaire ». Ce n'est plus uniquement la douleur de la perte du lien, mais celle de l'impuissance chronique à réparer, malgré des années de constance, d'amour, et parfois d'accompagnement judiciaire ou thérapeutique.

Le rejet persistant par l'enfant peut mener à un burn- out parental différé. Dans certains cas, la dépression devient chronique, renforcée par la honte sociale du père rejeté, rarement reconnu comme victime.

À cela s'ajoute souvent l'incompréhension cynique de l'entourage : *« S'il ne te parle plus, c'est qu'il doit avoir ses raisons. »*.

La réparation n'est pas toujours possible, mais l'enjeu devient alors de redonner un sens à cette histoire. Le parent peut transformer sa douleur en expérience à partager, soutenir d'autres familles, écrire, ou investir d'autres relations affectives. Quant à l'enfant, il pourra peut-être, dans un temps qui lui appartient, réapparaître. Tant qu'il existe une mémoire commune, le lien garde une possibilité de renaissance.

> *Gérard, 60 ans, crée une association d'écoute pour pères rejetés. Il dit : « Mon fils n'est pas là. Mais les autres pères que j'aide me rappellent que mon amour paternel n'a pas disparu. »*

Il s'agit d'un processus complexe, douloureux, mais essentiel. Qu'il aboutisse ou non à la réconciliation, il engage le père à redevenir sujet de sa propre histoire, à affirmer son identité parentale même dans le silence ou le rejet.

Des enfants figés dans la loyauté pathologique

Il existe un profil d'enfants qui, même devenus adultes, ne parviennent pas à reconsidérer le rôle du parent rejeté. Leur identité s'est construite sur la justification du rejet. Le ralliement de l'enfant à la mère est total, dans un fonctionnement comparable à celui que l'on retrouve dans l'endoctrinement sectaire. La radicalisation entraîne alors une rupture totale de lien avec le père rejeté. Dès lors, il devient quasiment impossible que l'enfant puisse reprendre un lien avec lui. Reconnaître que le père a été injustement écarté les obligerait à revisiter toute leur enfance, à admettre qu'ils ont participé, sous emprise, à une injustice. Ce processus est insupportable psychiquement.

Comme le souligne Marie-France Hirigoyen *« s'ils prennent conscience qu'ils ont été manipulés, rendus complices d'une grande injustice, ils auront à gérer une énorme culpabilité. Si une prise en charge thérapeutique n'a pas mis fin au processus, le lien est le plus souvent coupé à jamais* [28]*»*.

---

[28] Marie-France Hirigoyen, *Séparations avec enfants*, La Découverte, 2024

Ce constat alarmant, véritable pierre angulaire de la disqualification parentale, est une notion qui devrait être enseignée aux différents intervenants sociaux, mais aussi et tout particulièrement aux magistrats dont nombre de décisions stéréotypées et genrées, au-delà de ne pas protéger les enfants, contribuent à renforcer et à légitimer cette forme de maltraitance intra-familiale.

> *Sabrina, 33 ans, coupe brutalement un contact renoué avec son père lorsqu'il lui montre des documents juridiques contredisant le récit maternel. Elle entre dans une colère violente : « Tu veux me faire croire que j'ai vécu dans le mensonge ? Tu veux me détruire ! » .*

La société et la justice : entre déni et lente reconnaissance

Pendant longtemps, la souffrance des parents rejetés ou des enfants coupés d'un parent a été minimisée ou mal comprise. Dans les années 1980- 1990, l'exclusion parentale était souvent perçue comme une simple conflit d'ordre privé sans impact majeur sur l'enfant. Les institutions sociales et judiciaires considéraient parfois qu'un enfant qui refusait de voir un parent le faisait librement, sans questionner l'influence potentielle de l'autre parent ou le conflit sous-jacent. A partir des années 2000, la recherche clinique et les témoignages de familles ont mis en lumière que nombre d'enfants en rupture parentale souffraient de troubles anxieux et relationnels, et ont observé que l'exclusion parentale impactait à long terme la construction identitaire et les liens familiaux.

Progressivement, certains pays ont commencé à former les magistrats et les travailleurs sociaux à la notion d'emprise parentale ou de rupture de lien induite ; ont développé des dispositifs de thérapie familiale et de rencontres protégées, et reconnaissent
l'importance du droit de l'enfant à maintenir des liens avec ses deux parents, sauf en cas de danger avéré.

Pourtant, dans de nombreux cas d'échecs récents, les institutions n'ont pas joué leur rôle de protection du lien parent-enfant. Lenteur des décisions, absence d'exécution des droits de visite, mauvaise évaluation psychologique, préjugés sexistes : tout cela a contribué à l'enracinement du rejet.

Cette fragilisation du lien père-enfant se retrouve dans une étude[29] réalisée au Canada, qui démontre que parmi les 87,3 % d'enfants qui demeuraient chez leur mère cinq ans après la

---

[29] Etude réalisée par Statistique Canada et Ressources humaines et développement des compétences Canada, 2008.

séparation, 12,9 % voyaient leur père une fois par semaine, 17,8 % le voyait un week-end sur deux, 32,2 % voyaient leur père de façon sporadique et 24,2 % d'entre eux ne le voyaient plus. C'est donc plus de la moitié (56,4 %) des enfants qui ont un lien fragile ou rompu avec leur père. Et ce, malgré une décision de justice favorable au père. Les pères sont souvent contraints d'abandonner les démarches, non par manque d'amour, mais par épuisement financier, émotionnel, et judiciaire.

La répétition des échecs devient une forme de torture administrative.

12

Perspectives d'évolutions sociales, judiciaires et thérapeutiques

Aujourd'hui, les institutions judiciaires, sociales et éducatives ne disposent que très partiellement des outils et de la formation nécessaires pour repérer et traiter les cas de disqualification parentale. Les juges sont souvent contraints par des agendas surchargés, les services sociaux sont trop peu spécialisés dans les conflits de loyauté, et les professionnels de la santé mentale ne sont pas toujours compétents ni sollicités à temps.

Il arrive aussi que, par des mécanismes incompréhensibles, malgré des constats alarmants réalisés par des intervenants pourtant désignés par l'appareil judiciaire, les magistrats prennent des décisions en contradiction totale avec les professionnels qu'ils ont mandatés et finissent par se rendre complice du parent disqualifiant. Dans un tel contexte, ils ne font qu'aggraver une situation de maltraitance sur les enfants qu'ils ont pourtant pour mission de protéger.

Ainsi, une analyse statistique[30] illustre parfaitement cette dichotomie en indiquant que :

---

[30] Analyse statistique et sociologique d'Amboise Debussy, consultable sur le site : *www.jafland.info*, 2021.

- Lorsque les deux parents s'opposent et réclament que la résidence de l'enfant soit fixée à leur domicile, la résidence de l'enfant est fixée chez la mère dans 63 % des cas, chez le père dans 24 % des cas et en alternance dans 12% des cas
- Lorsque la décision fixe la résidence de l'enfant au domicile du père plutôt que chez la mère, elle est deux à trois fois plus motivée. Ce qui semble signifier qu'il est bien plus inconfortable pour un juge d'arbitrer en faveur du père plutôt que de la mère.
- Lorsqu'une expertise psychologique a été ordonnée (dans 7% des affaires), 100% des expertises défavorables à la mère ont été écartées par le juge alors que dans 100% des cas l'expertise défavorable au père a été suivie par le juge.

Nommer pour exister : reconnaissance juridique de la disqualification parentale

L'absence de reconnaissance explicite de la disqualification parentale dans les textes de loi empêche une réponse juridique cohérente.

Plusieurs pays, comme le Brésil ou le Mexique, ont intégré cette notion dans leur Code civil.

En France, elle demeure floue, parfois assimilée à de la manipulation sans conséquences judiciaires claires.

Une piste à explorer consisterait à établir un statut juridique d'enfant « instrumentalisé dans un conflit parental ». Cela permettrait au juge de prendre des mesures pour protéger le lien avec le parent éloigné, tout en sanctionnant les agissements répétés visant à disqualifier ce dernier.

Récemment, l'Organisation Mondiale de la Santé a inclus dans la Classification Internationale des Maladies le « problème relationnel parent-enfant » qui, bien que ne mentionnant pas explicitement l'exclusion parentale, permet de mieux caractériser certaines situations similaires. La définition inclut des perturbations significatives dans la relation qui affectent le fonctionnement et le développement de l'enfant, ce qui permet d'englober certaines manifestations de disqualification parentale et facilite la recherche internationale et la collecte de données statistiques sur ces situations[31].

Plusieurs pays ont commencé à intégrer la notion d'exclusion parentale dans leur jurisprudence, même si les approches varient considérablement selon les juridictions.

---

[31] Cf site de l'OMS : https://icd.who.int/

Comme indiqué précédemment, Le Brésil a été l'un des premiers pays à légiférer spécifiquement sur le sujet, avec la loi 12.318 qui définit et sanctionne les comportements aliénants. Ainsi le tribunal de la famille de São Paulo (2011), dans son arrêt 345/2011 reconnait la responsabilité de la mère dans l'éloignement volontaire du père et rétablissant le droit de garde au bénéfice du père.

Un nombre croissant de pays européens, dont la France, commencent - laborieusement - à reconnaître l'exclusion parentale dans certaines décisions de justice, bien que la notion demeure très fréquemment contestée. Des tribunaux ont développé des protocoles spécifiques pour gérer les cas suspectés de rejet infondé, incluant des évaluations psychologiques approfondies et des interventions thérapeutiques.

Plus proche de nous géographiquement, le Juge des enfants d'Avignon a ainsi rendu, en avril 2022, une décision de placement de trois enfants mineurs dont la lucidité et le courage méritent d'être soulignés. Mandatés respectivement par le juge aux affaires familiales et le juge des enfants, les deux experts psychiatres, quoique dans des termes différents, ont abouti aux mêmes conclusions.

Pour l'un :

> *« Aliénation parentale grave, avec présence de tous les critères du syndrome confirmant la fanatisation des enfants. Risque important pour eux de sentiments ultérieurs de culpabilité inconscient et de comportements auto destructeurs ».*

Pour l'autre :

> *« Relation d'emprise exercée par la mère, de conditionnement, d'influence. L'image du père a été tellement mise à mal que désormais, il faudrait un changement de paradigme pour faire prendre conscience aux enfants qu'ils ont possiblement été instrumentalisés et que leur père n'est pas le monstre qu'ils croient. Piégeage des trois enfants par principe de cohérence et d'engagement dans un discours pro mère et anti - père. Discours qui est induit par la conviction que leur mère a été et sera toujours victime de leur père. Et qu'eux aussi sont victimes de leur père (selon un raisonnement par amalgame). Les trois enfants s'identifient projectivement à leur mère, épousent son discours et deviennent les portevoix de leur mère ».*

Saisie par la mère de cette décision qui ne lui donnait pas satisfaction, la Cour d'Appel de Nîmes a rendu un arrêt particulièrement intéressant :

> *« En ayant instillé chez ses enfants peu à peu la haine qu'elle a de leur père, en les privant de leur père depuis 4 ans, la mère les ampute d'une partie d'eux-mêmes.*

> *Elle leur a volé, non seulement l'accès à leur père et une partie de l'étayage de leur construction identitaire, mais également leur libre arbitre, en les conditionnant par la répétition de son erreur de jugement, répétée et amplifiée sur un mode anxiogène pour eux. Cette erreur de jugement qui est la sienne, est devenue par emprise et par influence en chaîne de la mère à chacun des enfants, une erreur collective de jugement dans la coalition mère-enfants. La mère a donné à ses enfants l'exemple très négatif de son comportement de toute puissance et leur enseigne ainsi cette toute puissance (...). Les conditions de leur éducation sont sur ce plan gravement compromises au sens de l'article 375 du Code civil, et les enfants sont en grave danger dans leur développement psychique et affectif, même si en apparence, ils peuvent donner à voir qu'ils semblent aller bien* ».

Cette reconnaissance est d'autant plus porteuse d'espoir que les juges ont tranché en toute impartialité bien que le parent aliénant soit la mère. Ce cas se retrouve malheureusement trop rarement et il est fréquent que pour obtenir gain de cause (toujours dans l'intérêt des enfants), le père soit contraint de saisir, à minima, la Cour d'Appel. En effet, en premier degré, le juge statue seul tandis qu'à partir du second degré le tribunal est composé de trois juges, ce qui peut offrir un éclairage différent et davantage d'impartialité.

Former les magistrats, avocats et travailleurs sociaux

De nombreux professionnels sous-estiment les mécanismes psychologiques de manipulation, ou les confondent avec une simple opposition de loyauté ou avec des peurs réelles de l'enfant. Or, des outils existent pour identifier les comportements aliénants.

Une première piste essentielle est la formation systématique des juges aux concepts de disqualification parentale, d'attachement désorganisé et de conflits de loyauté. Cette formation devrait s'étendre aux avocats, aux médiateurs familiaux, aux assistants sociaux, aux équipes de protection de l'enfance, aux psychologues et thérapeutes, et aux médecins généralistes.

Des pays comme l'Allemagne ou le Canada ont mis en place des modules de formation obligatoires pour les magistrats en droit de la famille, insistant sur les dynamiques manipulatoires et les effets psycho traumatiques chez l'enfant. Ainsi, au Canada, la province de l'Ontario propose depuis 2018 une formation spécifique aux juges sur l'exclusion parentale.

Intégrer des modules de formation obligatoires sur les dynamiques de l'emprise psychologique et la manipulation parentale dans les écoles de magistrature et de service social apparaît comme indispensable.

Instaurer une médiation restaurative obligatoire en cas de rupture de lien

La médiation restaurative, inspirée de la justice réparatrice, permet à l'enfant de reconstituer une histoire familiale non univoque, avec accompagnement sécurisé. Elle permet aussi au parent disqualifiant de prendre conscience des conséquences de ses actes), et au parent disqualifié de retrouver une posture active. Mais dans le cas d'une mère perverse et manipulatrice agissant de manière consciente, cette mesure est totalement inopérante.

La seule solution consisterait alors à éloigner les enfants de leur mère, le temps qu'ils se libèrent de la pensée unique, du discours maternel disqualifiant et puissent se reconstruire sainement grâce à l'accompagnement de professionnels formés, compétents, et sans préjugés quant à la place du père. Vouloir libérer l'enfant de l'emprise psychologique d'un parent toxique en le laissant sous la coupe de ce parent, est aussi irréaliste que vouloir libérer des personnes enrôlées dans des sectes en les laissant sous la coupe de leur gourou.

En Belgique, le programme « Réparons ensemble » (Maison de la prévention, Bruxelles) accompagne des familles en rupture de lien depuis plus de 5 ans. Dans 42 % des cas, un contact serait renoué dans les 18 mois.

Créer des unités spécialisées en protection du lien parental

Tout comme il existe des brigades de protection de l'enfance pour les violences intrafamiliales (dont l'exclusion parentale fait partie), des cellules spécialisées pourraient être dédiées à la protection du lien enfant-parent dans les situations complexes. Ces équipes pluridisciplinaires (psychologues, juristes, médiateurs, travailleurs sociaux) pourraient évaluer les situations et proposer des mesures de soutien ou de réorientation judiciaire.

Agir sur la représentation sociale du père

Enfin, il est urgent de modifier la représentation sociale du père comme parent secondaire ou optionnel. La disqualification parentale prend racine dans ce biais culturel alimenté par la machine judiciaire et ses intervenants. Or, les recherches montrent que le lien au père est tout aussi essentiel à l'équilibre psychique, au développement cognitif et à la construction de soi que celui à la mère.

Les politiques familiales devraient inclure une reconnaissance explicite de la souffrance des pères disqualifiés et soutenir les associations qui les accompagnent.

En Suède, les campagnes publiques valorisent depuis plus de 20 ans la paternité active, et les droits parentaux sont systématiquement partagés, sauf en cas de danger pour l'enfant[32].

Sanctionner les NRE (non-représentations d'enfants) dès le premier constat

La loi française est très claire sur ce point et le Code Pénal, dans son Article 227-5 précise que : *« Le fait de refuser indûment de représenter un enfant mineur à la personne qui a le droit de le réclamer est puni d'1 an d'emprisonnement et de 15 000 € d'amende. »*.

Pourtant, les plaintes pour non-représentations d'enfant inondent les tribunaux français. Il suffit de se rendre dans n'importe quel commissariat ou gendarmerie chaque week-end pour que cette information soit confirmée.

Selon le Ministère de la Justice, en 2022 :

- 16 230 personnes ont été mises en cause pour non-représentation d'enfant

[32] Håkansson, Gunilla, Shared *parenting and child well-being in Scandinavia*, Etude Universitaire parue en 2019.

- Dans 76,9 % des cas, une réponse pénale a été apportée

- Parmi ces réponses, 86,5 % ont donné lieu à une alternative aux poursuites (comme un rappel à la loi ou une médiation), tandis que 13,5 % ont été poursuivis réellement

Ces statistiques[33] confirment qu'en pratique, les condamnations pénales sont rares, car les magistrats privilégient souvent des mesures alternatives, telle que la médiation qui, faut-il le rappeler, n'est la plupart du temps d'aucune utilité. Si l'intention des magistrats est louable, il n'en demeure pas moins que la loi n'est pas respectée alors que dire le droit est le rôle des juges.

Ce non-respect contribue largement à pérenniser la disqualification parentale et à renforcer le sentiment de toute-puissance du parent aliénant qui n'est pratiquement jamais condamné, surtout lorsqu'il s'agit de la mère.

---

[33] Source : *https://questions.assemblee-nationale.fr/q16/16- 11744QE.htm*

Privilégier la résidence alternée pour minimiser les risques d'exclusion parentale

En 2002, une rupture profonde s'est produite dans le droit de la famille français en consacrant une conception renouvelée de la parentalité après séparation[34]. Jusqu'alors, la pratique judiciaire aboutissait le plus souvent à attribuer la résidence principale de l'enfant à un seul parent, l'autre se voyant accorder un droit de visite et d'hébergement limité, généralement cantonné aux fins de semaine et à une partie des vacances scolaires. Cette organisation, loin d'être neutre, induisait progressivement une marginalisation du parent non- gardien, qui n'exerçait plus qu'un rôle secondaire dans la vie quotidienne de l'enfant. Le législateur a rompu avec cette logique en affirmant que l'enfant a le droit d'entretenir des relations personnelles avec chacun de ses parents et que ceux-ci doivent exercer en commun l'autorité parentale, même après leur séparation, sauf décision contraire dictée par l'intérêt supérieur de l'enfant.

C'est dans ce contexte que la loi du 4 mars 2002, a ouvert la possibilité de fixer la résidence de l'enfant en alternance au domicile de chacun

---

[34] Loi n°2002-305 du 4 mars 2002 relative à l'autorité parentale.

des parents, consacrant ainsi juridiquement la résidence alternée.

Celle-ci peut être décidée d'un commun accord entre les parents ou imposée par le juge aux affaires familiales en cas de désaccord, ce dernier pouvant même prévoir une période probatoire afin d'évaluer concrètement si ce mode d'organisation respecte l'intérêt de l'enfant. L'esprit de la réforme est clair : multiplier les périodes où l'enfant partage son temps entre ses deux parents limite le risque d'exclusion parentale, maintient un équilibre affectif et éducatif et favorise une coparentalité effective, gage d'un développement harmonieux de l'enfant.

La jurisprudence postérieure a pleinement intégré cette philosophie. Les Cours d'appel, notamment celles de Paris (25 juin 2015) et de Chambéry (23 janvier 2017), ont jugé que la mésentente entre les parents ne saurait, à elle seule, faire obstacle à la mise en place d'une résidence alternée, dès lors que l'intérêt de l'enfant n'est pas compromis. Le juge apprécie au cas par cas des critères tels que la proximité géographique des domiciles, la disponibilité des parents, l'âge et la maturité de l'enfant, ainsi que la possibilité d'un dialogue minimal entre les parents pour les décisions importantes. Ainsi, le conflit parental ne constitue pas un frein automatique : il ne devient déterminant que s'il met concrètement en péril l'équilibre psychologique, éducatif ou matériel de l'enfant. Dans le cadre de l'exclusion parentale, certains parents aliénants vont jusqu'à instrumentaliser le conflit conjugal pour convaincre le juge qu'une résidence alternée serait préjudiciable à l'enfant, en raison de la mésentente existant entre les adultes. Cette stratégie a été décrite dans plusieurs décisions judiciaires, où les juges ont relevé que : *« le conflit n'est parfois entretenu que par l'un des parents dans le but d'obtenir la résidence exclusive de l'enfant »*[35]. Le parent aliénant va multiplier les accusations à l'encontre de l'autre (manquements scolaires, prétendues négligences médicales, fausses allégations de violence etc...) afin de créer artificiellement une situation de tension qui sera ensuite présentée comme incompatible avec la résidence alternée. La Cour d'appel de Lyon, dans une décision qu'il convient de saluer [36] a ainsi jugé que le refus d'une mère de respecter les temps de visite fixés pour le père, assorti de propos dénigrants tenus devant l'enfant, constituait une manœuvre visant à rendre toute coparentalité impossible. Ces comportements, contraires à l'esprit de l'article 373-2 du Code civil, qui impose à chaque parent de respecter les liens de l'enfant

---

[35] Cour d'Appel Versailles, 14 avril 2016, n° 15/05321
[36] CA Lyon, 12 janvier 2018, n° 17/04567

avec l'autre parent, sont donc identifiés par certaines juridictions sachant faire preuve d'impartialité, lesquelles rappellent que le conflit, lorsqu'il est entretenu de manière délibérée ne saurait être utilisé comme prétexte pour écarter la résidence alternée. En définitive, la loi du 4 mars 2002 a posé les bases d'une parentalité égalitaire après la séparation, où la résidence alternée apparaît comme un instrument privilégié pour préserver la place des deux parents dans la vie de l'enfant. En valorisant un partage équilibré du temps et des responsabilités, le législateur a voulu garantir que la séparation des parents ne se traduise pas par une séparation affective ou éducative avec l'un d'eux, réaffirmant ainsi que l'enfant, même en cas de conflit conjugal, a droit à la stabilité et à la continuité de ses liens avec ses deux parents.

Depuis l'entrée en vigueur de la loi du 4 mars 2002, la résidence alternée connaît en France une progression constante, attestée par les données de l'INSEE[37]. En 2020, près de 12 % des enfants dont les parents sont séparés vivaient en résidence alternée, soit environ 480 000 mineurs, contre à peine quelques pourcents au début des années 2000. Cette proportion, qui ne représente encore que 3,4 % de l'ensemble des enfants

---

[37] Source : www.insee.fr/fr/statistiques/5227614

mineurs augmente sensiblement avec l'âge : elle atteint 15,2 % pour les enfants d'environ dix ans, tandis qu'elle reste marginale chez les tout-petits, soit 4,2 % avant l'âge de quatre ans. Il est également souligné que ce mode de résidence est plus fréquent dans les foyers disposant d'un cadre socio-économique stable (parents diplômés, professions intermédiaires ou cadres, logements spacieux) et dans certaines régions comme l'Ouest, le Sud ou l'Auvergne-Rhône-Alpes.

Loin d'être anecdotique, cette évolution statistique révèle à la fois une acceptation croissante de la résidence alternée par les familles et les juridictions, et une tendance à considérer ce mode de résidence comme une solution équilibrée pour l'enfant, dès lors que les conditions matérielles et éducatives sont réunies.

• *Apports de la psychologie de l'enfant :*

Les recherches en psychologie du développement apportent un éclairage précieux sur les effets de la résidence alternée sur l'enfant.

De nombreuses études montrent que ce mode de résidence favorise la stabilité affective en maintenant une présence régulière des deux parents dans la vie quotidienne, ce qui nourrit un sentiment de sécurité et de continuité. Bien que les conflits parentaux puissent représenter un facteur de stress, la simple existence d'une mésentente ne compromet pas nécessairement le bien-être de l'enfant : c'est surtout l'intensité et la persistance de ce conflit qui comptent.

À l'inverse, la marginalisation d'un parent, souvent observée dans les résidences exclusives, peut engendrer des difficultés émotionnelles, un conflit de loyauté ou une baisse de l'estime de soi, l'enfant ayant le sentiment de « perdre » une part de sa famille.

Par ailleurs, le fait que les deux parents participent activement à la scolarité, aux loisirs et aux décisions importantes favorise un équilibre éducatif et des repères clairs, essentiels à la construction identitaire. Ainsi, la psychologie de l'enfant rejoint le droit pour affirmer que, lorsque les conditions sont réunies, la résidence alternée constitue un facteur protecteur pour le développement émotionnel, scolaire et social de l'enfant et limite les risques de disqualification parentale.

Une réforme systémique nécessaire

Pourtant, le fléau de la disqualification parentale ne saurait être efficacement traitée par de simples mesures ponctuelles. Il nécessite une réponse systémique, mobilisant le droit, la psychologie, la formation des professionnels et l'éducation des familles.

Si la loi réaffirme le droit de chaque parent à entretenir des relations personnelles avec son enfant, il ne prévoit à ce jour aucun cadre juridique spécifique pour identifier, prévenir et sanctionner les comportements d'aliénation parentale. Certes, la jurisprudence a, à plusieurs reprises, réagi : la Cour de cassation a notamment validé le transfert de la résidence d'un enfant vers le parent victime de telles manœuvres, en rappelant que le refus systématique de contacts avec l'autre parent peut justifier une mesure aussi radicale. Mais ces décisions demeurent isolées et fragmentaires, laissant les familles dans une insécurité juridique préjudiciable.

Face à ce constat, de nombreuses voix (associations, praticiens du droit et acteurs sociaux) appellent à une réforme d'ampleur, qui dépasserait la logique du « cas par cas » pour s'attaquer aux causes structurelles du problème. Une telle réforme devrait avant tout *définir juridiquement* l'exclusion parentale, afin d'unifier le vocabulaire et les outils d'action des juges, avocats et services sociaux.

Elle devrait également prévoir une formation spécialisée pour permettre aux professionnels de distinguer un conflit parental « ordinaire » d'une stratégie d'exclusion avérée, ainsi que l'instauration de procédures accélérées, afin que le temps judiciaire ne consacre pas une situation injuste : chaque mois sans contact renforce le lien exclusif avec le parent aliénant et compromet les chances de réconciliation. Une réforme de cette nature, loin d'être purement technique, exprimerait un véritable changement de paradigme en consacrant le principe selon lequel le droit de l'enfant à maintenir des relations équilibrées avec ses deux parents ne saurait être compromis par la volonté d'un seul. Elle offrirait enfin aux juges et aux familles des instruments concrets de prévention, afin d'agir avant que la disqualification parentale, souvent invisible dans ses débuts, ne produise ses effets irréversibles. La France, en la matière, accuse un retard manifeste par rapport à d'autres systèmes juridiques.

Il est désormais urgent de déployer une politique cohérente et préventive contre les ruptures injustifiées du lien parental, afin de protéger les enfants et de rendre justice aux parents injustement écartés de leur vie.

13

Apports des neurosciences et de la psychologie

La disqualification parentale chronique, souvent exercée à l'insu des institutions, laisse des empreintes profondes dans le développement neurologique, cognitif et affectif de l'enfant.

Ce chapitre explore les découvertes récentes en neurosciences affectives, en psychologie du développement et en psychopathologie de l'attachement pour comprendre l'impact de ces ruptures de lien sur les trajectoires de vie.

Le stress chronique et ses effets neurobiologiques

Lorsqu'un enfant traverse une situation de loyauté forcée telle que l'exclusion parentale, le climat dans lequel il vit agit comme une source de stress chronique comparable, sur le plan neurobiologique, à celle vécue par les enfants exposés à d'autres formes de traumatismes émotionnels. Les neurosciences ont mis en lumière le rôle central de certaines zones du cerveau dans la réponse au stress. Lorsqu'un enfant perçoit une menace, qu'il s'agisse d'un danger physique ou d'un conflit émotionnel intense, l'hypothalamus déclenche une cascade hormonale qui conduit à la libération de cortisol par les glandes surrénales.

À petites doses et sur un temps limité, ce mécanisme est protecteur : il augmente la vigilance, mobilise l'énergie et aide l'organisme à faire face à la difficulté. Mais dans un contexte où le conflit familial est constant, où l'enfant doit choisir entre son amour pour ses deux parents sous peine d'être rejeté par l'un d'eux, le système reste en alerte permanente.

Les études en neuro-imagerie montrent alors des modifications profondes :

- L'amygdale, qui traite la peur et les émotions négatives, devient hyperactive, expliquant l'anxiété accrue, la méfiance généralisée et parfois les réactions de colère de l'enfant

- L'hippocampe, indispensable à la mémoire et à la capacité d'apprentissage, se rétrécit sous l'effet du cortisol, ce qui entraîne des troubles de concentration et une baisse des performances scolaires
- Le cortex préfrontal, responsable du raisonnement et du contrôle émotionnel, perd de son efficacité, rendant l'enfant plus vulnérable aux réactions impulsives et aux difficultés relationnelles

Ainsi, l'exclusion parentale ne se contente pas

de fracturer un lien familial : elle remodèle le cerveau de l'enfant, transformant une souffrance affective en un risque neurobiologique réel. Plus le conflit s'éternise, plus le stress devient toxique, avec des conséquences à long terme sur la santé mentale de l'enfant.

De tels constats soulignent l'urgence d'une intervention précoce. Ne pas agir, c'est laisser le temps judiciaire et le conflit parental graver dans la biologie même de l'enfant les traces d'une blessure émotionnelle durable.

Attachement désorganisé et altération du lien sécurisant

L'attachement constitue la clé de voute du développement affectif de l'enfant. Dès les premiers mois de vie, l'enfant tisse un lien sécurisant avec la ou les figures parentales, qui devient pour lui une base de sécurité à partir de laquelle il peut explorer le monde, gérer ses émotions et construire son identité. John Bowlby, le père de la théorie de l'attachement[38], soulignait que la présence d'une figure parentale stable et prévisible permet à l'enfant de développer un modèle interne sécurisant, c'est-à-dire une conviction profonde que ses besoins affectifs seront compris et satisfaits.

---

38 Cf : travaux de Bowlby, notamment *Attachement ad Loss publiés entre 1969 et 1980.*

Mais lorsque la relation avec la figure d'attachement devient source de peur, de confusion ou de rejet, on assiste parfois à l'émergence d'un attachement désorganisé. Ce type d'attachement survient notamment lorsque le parent, censé protéger et rassurer, devient simultanément une source d'angoisse ou d'incohérence émotionnelle. L'enfant se retrouve face à un paradoxe insoluble : il cherche la proximité pour se sentir en sécurité, mais cette même proximité déclenche peur ou malaise. Résultat : l'enfant développe des comportements contradictoires traduisant une désorganisation interne.

Dans le contexte d'exclusion parentale, ce phénomène prend une dimension particulière. L'enfant, soumis à un conflit de loyauté intense, reçoit des messages contradictoires : le parent aliénant présente l'autre parent comme dangereux ou indigne d'amour, tout en exigeant que l'enfant reste affectivement proche de lui. Cette dynamique crée un climat d'insécurité affective permanent. Sur le plan psychologique, l'enfant ne sait plus à qui faire confiance ni comment exprimer ses émotions sans risque de trahison. Les recherches en neurosciences affectives, montrent que ces expériences précoces d'insécurité relationnelle laissent des empreintes durables. À l'âge adulte, elles sont souvent associées à des difficultés dans les relations intimes, une tendance à l'anxiété, une régulation émotionnelle déficiente et, dans certains cas, des troubles dissociatifs. Plus encore, l'absence d'un lien sécurisant peut empêcher l'enfant d'apprendre à mentaliser ses émotions, c'est-à-dire à comprendre et nommer ce qu'il ressent, ce qui complique son développement socio-émotionnel.

Ainsi, l'attachement désorganisé illustre combien l'altération du lien parental ne se limite pas à une simple rupture affective : elle peut compromettre la construction même de la sécurité intérieure de l'enfant, avec des conséquences qui dépassent l'enfance pour affecter l'ensemble de sa trajectoire psychologique et relationnelle.

> *Emma, 9 ans, refuse catégoriquement de voir son père après 4 ans d'éloignement. Lors d'un entretien thérapeutique, elle verbalise : « Je l'aime, mais je ne dois pas l'aimer. » Le discours de la mère imposait une loyauté exclusive. Emma présente un trouble anxieux généralisé.*

Mémoire autobiographique fragmentée et identité altérée

L'identité d'un enfant se construit dans la cohérence de son histoire familiale. La disqualification parentale impose une réécriture partielle et mensongère de cette histoire.

Cette falsification s'infiltre dans la mémoire autobiographique et fragilise le sentiment de continuité personnelle. Les conséquences sont profondes : une amnésie émotionnelle partielle, le rejet d'une part de son héritage, des difficultés à raconter son propre récit et un Moi vacillant.

Les enfants désaffiliés portent souvent une image du parent évincé qui est figée, caricaturale, voire absente. C'est comme si une partie d'eux-mêmes avait été effacée, déclarée illégitime, laissant un vide dans leur représentation de soi. On peut alors observer ce que l'on appelle la « courbe d'effondrement narratif ». Ce concept touche à la fois à la psychologie du développement, à la clinique de l'enfance et à l'anthropologie narrative. Dans une famille où les liens parentaux sont reconnus et relativement stables, l'enfant se construit sur des bases solides. Deux figures, mère et père, lui offrent un cadre où son histoire peut se déployer naturellement.

Il y a d'abord la situation initiale, celle ou l'enfant sait clairement d'où il vient. Il peut dire, avec assurance : *« J'ai une maman, j'ai un papa. »* Cette certitude n'est pas seulement biologique, elle est aussi émotionnelle et symbolique. Elle place l'enfant dans une filiation qui a du sens.

Puis viennent les événements : les conflits, les séparations, les difficultés, mais aussi les apprentissages et les moments heureux.

Ils s'enchaînent dans une chronologie où chaque épisode trouve sa place. Et même si tout n'est pas simple, l'enfant peut comprendre que ces épreuves font partie de la vie et qu'elles sont traversées grâce à l'amour parental.

Enfin, arrive la résolution : l'enfant intègre tout cela, relie les moments douloureux et les moments heureux, et tisse un récit cohérent. Ce récit renforce sa continuité intérieure.

Il peut dire *« Voilà qui je suis. Voilà d'où je viens. Voilà qui sont mes parents.»* Son histoire suit alors une courbe narrative classique : début, obstacles, dépassement, construction de soi.

Mais lorsque la disqualification parentale s'installe, cette courbe narrative s'effondre.

Tout commence par la perte de filiation : une partie de son histoire lui est interdite, censurée, parfois réécrite. On lui dit : *« Ton père n'a jamais été là... »* ou *« Ta mère ne compte pas vraiment... »*. Peu à peu, une des deux lignées parentales disparaît du récit familial. Là où il devrait y avoir deux racines, une moitié devient floue, inaccessible, niée dans son existence-même.

Puis vient la narration clivée : le parent présent est idéalisé - *le bon parent* - tandis que le parent disqualifié est diabolisé - *le mauvais parent*. L'enfant n'a plus droit à une vision nuancée. Les histoires qu'on lui raconte sont polarisées, exagérées, parfois contradictoires. Son récit intérieur n'avance plus, il est fragmenté, avec des trous, des zones d'ombre, des passages interdits.

Vient ensuite la phase de perte de continuité identitaire : puisque l'identité d'un enfant s'ancre dans ses deux parents, effacer l'un revient à effacer une partie de lui-même. Comment dire : *« voilà qui je suis »* quand une moitié de son histoire est taboue ou interdite ? Ses phrases deviennent hésitantes : *« Je ne sais pas... je ne veux pas en parler... »* Ce silence intérieur est la marque de l'effondrement narratif.

Pour finir, il y a le récit sous influence : l'enfant parle, raconte, et tout semble fluide. L'enfant peut donner l'impression d'une maturité et d'une assurance qui sont pourtant fausses et vacillantes. Mais en réalité, il ne fait que répéter le discours du parent aliénant.

Ce n'est plus son récit, c'est une histoire imposée, une narration qui paraît cohérente en surface mais qui repose sur le mensonge ou l'omission. C'est ce qu'on appelle une fausse courbe narrative : un récit qui a l'air solide mais qui, en profondeur, s'est déjà effondré.

Le tableau ci-après expose les quatre phases distinctes :

Les quatre phases de l'effondrement narratif

Phase	Manifestations	Risques associés
Cohérence fragile	Incohérences mineures, trous de mémoire ponctuels, mélange de séquences.	Stress accru, difficultés scolaires légères.
Fragmentation	Épisodes non reliés, temps confus, contradictions.	Retrait social, difficulté à se représenter dans l'avenir.
Désorganisation	Discours éclaté, absence de fil conducteur, confusions identitaires.	Troubles anxieux/dépressifs, isolement, régression.
Effondrement narratif	Incapacité à raconter une histoire de soi, perte de repères sociaux temporels et identitaires.	Risque majeur de dérive comportementale ou dissociation.

Trajectoires contrastées : résilience versus désorganisation

Lorsqu'un enfant traverse un conflit familial ou la disqualification de l'un de ses parents, deux chemins principaux s'offrent à lui.

Le premier mène vers la résilience, c'est-à-dire la capacité à surmonter l'adversité, à se reconstruire malgré les blessures.

Le second conduit vers la désorganisation, où l'identité et le lien aux autres deviennent fragiles, voire fragmentés.

La différence ne tient pas tant à la gravité des événements qu'à la manière dont l'enfant peut - ou non - leur donner sens, les intégrer, et trouver du soutien pour continuer à avancer.

• *Le chemin de la résilience*

Un enfant résilient parvient à distinguer le conflit des adultes de sa propre relation avec chacun des parents. Il comprend, même confusément, que ce qui oppose ses parents ne remet pas en cause l'amour qu'il peut recevoir de l'un et de l'autre. Il ose exprimer ce qu'il ressent : colère, tristesse, peur. Parfois, il trouve un tiers (un grand-parent, un enseignant, un éducateur) qui devient une figure de soutien, quelqu'un qui l'aide à nommer ce qu'il vit, à comprendre les évènements qu'il traverse. Ce soutien extérieur joue un rôle essentiel car il lui offre un espace où il peut penser et ressentir sans être pris dans le conflit. Malgré les tensions, l'enfant garde un lien vivant avec le parent rejeté. Ce lien peut être ténu, mais il subsiste, protégé par sa capacité à mettre une distance entre lui et les accusations ou les injonctions qu'on lui impose. Il développe alors des mécanismes protecteurs sains : le dialogue, la recherche d'informations, la participation à des activités qui le valorisent, qui lui donnent confiance. Avec le temps, il parvient à construire un récit cohérent de son histoire : oui, il a souffert, mais il peut aussi reconnaître ce qui l'a aidé, ce qui reste positif, ce qui fait partie de lui sans le détruire. Cette cohérence protège son identité, lui permet de se sentir solide et digne, même après des expériences douloureuses.

• *Le chemin de la désorganisation :*

Pour d'autres enfants, l'histoire se déroule tout autrement. Le conflit parental les plonge dans une confusion émotionnelle : ils aiment le parent rejeté, mais on leur dit qu'il est mauvais, absent, dangereux. Ils finissent par douter de leurs propres sentiments, par craindre d'aimer ce parent, par répéter les accusations qu'on leur transmet. Leurs comportements deviennent contradictoires : un jour ils cherchent le contact, le lendemain ils le refusent ; parfois ils se mettent en colère, parfois ils se replient dans le silence. Ils tiennent un discours rigide. Le parent rejeté est toujours fautif, toujours coupable, sans nuances. Ce discours n'est pas le leur et reflète la pression qu'ils subissent. Peu à peu, ils peuvent couper leurs émotions pour ne plus souffrir, entrer dans une forme de dissociation intérieure. Mais cette coupure fragilise leur identité. Ils finissent par ne plus savoir vraiment ce qu'ils ressentent, ni à qui ils peuvent faire confiance. Leur narration de soi se morcelle, des zones entières de leur histoire deviennent floues, interdites ou réécrites. À l'âge adulte, ces enfants risquent d'avoir une faible estime d'eux-mêmes, des relations instables, une difficulté à faire confiance. Parfois, ils reproduisent le schéma subi : le rejet, la disqualification, le silence deviennent des manières d'aimer ou de se défendre.

• *Ce qui fait la différence entre les deux chemins :*

Plusieurs éléments protègent l'enfant de la désorganisation :

- La possibilité de parler, de mettre en mots ce qu'il vit

- La présence d'un adulte de confiance, extérieur au conflit ; permettant un lien d'attachement sécurisant stable

- Des environnements stables : école, activités, relations amicales

Ces facteurs ne font pas disparaître la souffrance, mais ils permettent à l'enfant de construire une histoire qui reste continue et vivable, au lieu de se fragmenter.

> *Sofia, 15 ans, exprime une haine radicale envers son père. À 22 ans, après une tentative de suicide, elle commence une psychothérapie et découvre la manipulation maternelle. Elle décrit alors une sensation de vide identitaire, « comme si une partie de moi avait été emprisonnée dans un mensonge ».*

> *Clara, 19 ans, n'a pas vu son père depuis 10 ans. Lors d'une thérapie, elle réalise que ses souvenirs ont été influencés par les discours haineux de sa mère. Une relecture de photos d'enfance accompagnée d'une thérapeute lui permet de re- ancrer sa propre histoire. Après deux ans de travail, elle renoue partiellement avec son père et commence à reconstruire une nouvelle relation, sur des bases choisies.*

L'espoir d'une plasticité neuronale et affective

L'un des messages les plus porteurs d'espoir apportés par les neurosciences est que le cerveau, même blessé, n'est jamais figé. Qu'il s'agisse d'un enfant en pleine croissance ou d'un adulte marqué par des expériences précoces douloureuses, il existe une plasticité neuronale et affective qui ouvre la voie à la réparation et à la reconstruction.

Les circuits émotionnels et les représentations de soi ne sont pas immuables ; ils se réorganisent lorsque l'environnement offre des expériences nouvelles, cohérentes et suffisamment sécurisantes. Cela signifie que même un enfant ayant traversé la disqualification parentale, le rejet ou des conflits intenses peut retrouver une continuité intérieure si on lui permet de vivre d'autres formes de lien où la confiance, la régularité et la reconnaissance prennent la place de la peur, de la rupture ou du silence.

Cette plasticité ne concerne pas seulement le cerveau au sens biologique : elle touche aussi la manière dont l'enfant construit le récit de son histoire personnelle. Là où il y avait des vides, des interdits ou des récits imposés, il est possible d'introduire peu à peu des mots, des émotions reconnues, une compréhension plus nuancée de l'histoire familiale. Ce processus, lorsqu'il se déroule dans un cadre protecteur, aide l'enfant à réintégrer des fragments de son identité, à reconstruire une image de lui-même qui n'est plus brisée ou polarisée.

Les différentes approches thérapeutiques

s'appuient sur cette capacité du cerveau et de la psyché à se réorganiser. Certaines travaillent sur le corps et les émotions pour apaiser les traces du stress ou du traumatisme. D'autres favorisent la parole, la narration, la capacité de relier le passé au présent pour ne plus être enfermé dans les blessures anciennes.

D'autres encore mettent l'accent sur la relation elle-même : offrir une présence fiable, cohérente, qui contrebalance l'insécurité initiale.

Ce qui compte, dans toutes ces démarches, c'est de créer un environnement relationnel sécure, où l'enfant peut expérimenter à la fois la stabilité et la liberté d'explorer. Peu à peu, le cerveau réorganise ses circuits, le cœur apprend à faire confiance, et le récit de soi redevient habitable. La plasticité affective rend alors possible ce qui paraissait perdu : une identité continue, une capacité d'aimer, une ouverture vers l'avenir.

Propositions thérapeutiques

- *La thérapie familiale systémique scindée :*

C'est une modalité thérapeutique développée dans le champ de la thérapie familiale systémique afin de répondre aux situations caractérisées par une conflictualité parentale intense, souvent dans un contexte de séparation ou de divorce.

Contrairement à la thérapie familiale traditionnelle, elle se distingue par la dissociation des séances : l'enfant est reçu alternativement avec chacun de ses parents, les parents n'étant jamais reçus ensemble. Cette approche évite de plonger directement l'enfant au coeur du conflit et à permettre une analyse différenciée de la dynamique relationnelle que chaque parent entretient avec lui.

Dans les situations où l'un des parents présente une organisation psychique manipulatrice ou à structure perverse, ce dispositif s'avère particulièrement pertinent. En effet, la séparation des séances réduit l'influence directe du parent manipulateur, permet à l'enfant d'élaborer une parole plus authentique, moins soumise à la contrainte de la loyauté, même si, dans les cas de rejet parental sévère, le parent manipulateur occupe une partie conséquente de l'espace psychique de l'enfant, de sorte qu'il reste présent pour lui même s'il ne l'est pas physiquement. L'espace scindé favorise l'identification des mécanismes de disqualification, de clivage ou de captation affective mobilisés par le parent à structure perverse, sans que ceux-ci ne puissent contaminer l'ensemble du travail thérapeutique, ou en limitant la contamination. Le parent dénigré ou disqualifié trouve un cadre qui légitime sa place auprès de l'enfant et l'aide à restaurer une relation sécurisante et cohérente, sans recourir à la surenchère ni à la contre-manipulation.

Parce qu'elle permet la restauration de la complexité des représentations, la thérapie scindée aide l'enfant à dépasser les visions dichotomiques imposées (« parent idéal » versus « parent mauvais »), favorisant ainsi une réappropriation de ses propres repères identitaires et affectifs.

Elle permet également de soutenir le parent fragilisé dans sa fonction et de maintenir une lecture
clinique différenciée des interactions, indispensable face à des personnalités à structure perverse.

• *La thérapie narrative :*

Créée dans les années 1980 par Michael White, travailleur social et thérapeute australien et David Epston thérapeute néo-zélandais, la thérapie narrative peut être un levier intéressant dans l'accompagnement d'un enfant en situation de rejet parental. Elle vise à travailler sur les histoires que l'enfant se raconte (ou qu'on lui fait raconter) à propos de lui-même, de ses parents et de ses relations.

La thérapie narrative aide à séparer l'enfant du problème : ce n'est pas lui qui « rejette » ou « hait » un parent, mais il est pris dans une histoire qui lui est imposée par le parent manipulateur. Cette prise de recul offre un éclairage différent que celui du discours unique maternel, diminue la culpabilité et ouvre la possibilité de penser autrement et donc librement. Par la déconstruction progressive de l'histoire dominante, elle permet de reconstruire un récit alternatif en intégrant une vision plus nuancée et cohérente des deux parents. Progressivement, l'enfant se réapproprie son histoire, peut se voir comme une personne différenciée capable de faire des choix. En créant un espace sécurisant avec le thérapeute, elle aide à imaginer un avenir différent avec le parent rejeté. Elle favorise ainsi le développement de la résilience, de l'identité et de l'autonomie psychique de l'enfant.

• *La thérapie d'attachement :*

Elle s'appuie à la fois sur la théorie de l'attachement développée par le psychiatre britannique John Bowlby et sur les travaux de la psychologue canado-américaine Mary Ainsworth, qui a approfondi ses recherches et identifié différents styles d'attachement (sécure, insécure-évitant, insécure-ambivalent, désorganisé).

À partir de ces travaux, divers cliniciens et psychothérapeutes ont développé des approches thérapeutiques centrées sur la notion d'attachement. Cette méthode a pour objectif de restaurer la sécurité émotionnelle, guérir les blessures d'attachement et renforcer le lien parent-enfant. En offrant un espace neutre où l'enfant peut parler librement, elle favorise la réparation du lien en recréant une base de confiance avec le parent rejeté. Elle aide ainsi l'enfant à distinguer ce qui lui appartient de ce qui vient du parent manipulateur. Ses compétences relationnelles et émotionnelles se développent durablement et permettent le renforcement de sa résilience.

• *L'hypnose thérapeutique :*

Nommée aussi hypnose ericksonienne du nom de son créateur Milton Erickson, cette thérapie brève, douce et permissive est une approche intéressante pour aider une personne à mieux gérer les conséquences émotionnelles de l'exclusion parentale.

Les techniques utilisées favorisent :

- Gestion des émotions : réduire l'anxiété, la colère ou la tristesse liées à la situation, restaurer un sentiment de calme intérieur pour mieux gérer les interactions familiales et juridiques
- Renforcement de la confiance en soi : aider le parent ciblé et l'enfant aliéné à retrouver une image de soi plus positive,

malgré les surcharges émotionnelles liées à la situation, travailler sur la résilience et la force intérieure. Aider l'enfant à retrouver confiance et à comprendre qu'il a le droit d'exprimer ses émotions

- Accompagnement pour la communication : améliorer la capacité à rester posé et constructif dans les échanges, même dans un contexte conflictuel, faciliter une attitude empathique et ouverte qui peut aider, à terme, à rétablir le lien avec l'enfant
- Améliorer le sommeil et la détente pour les pères comme pour les enfants.

- Travail sur les traumatismes : la disqualification parentale provoque un véritable traumatisme psychologique. L'hypnose peut aider à *reprogrammer* certaines réactions émotionnelles automatiques.

Il est intéressant de noter que plus l'enfant est jeune et plus sa suggestibilité est importante. Elle serait optimale entre l'âge de 8 et 12 ans.

Ceci confirme la nécessité d'une détection précoce de l'emprise exercée sur lui, de manière à optimiser les possibilités de résilience. Cette notion est cruciale et devrait être enseignée à l'ensemble des intervenants sociaux, médicaux et judiciaires.

• *Les Thérapies Comportementales et Cognitives (TCC) :*

Les thérapies comportementales et cognitives peuvent être très utiles pour les parents et les enfants confrontés au rejet parental, car elles travaillent à la fois sur les pensées, les émotions et les comportements.

Pour le parent rejeté :

- Gestion des émotions : Les TCC aident à identifier et à réguler la colère, la tristesse ou le sentiment d'impuissance liés à la situation
- Restructuration cognitive : Elles permettent de repérer les pensées négatives (« Je suis un mauvais parent », « Je ne le reverrai jamais ») et de les remplacer par des pensées plus réalistes et aidantes
- Compétences de communication : Le parent apprend des techniques pour interagir avec l'enfant sans pression ni reproche, en maintenant une attitude bienveillante et cohérente
- Prévention de l'isolement : Les TCC aident à reconstruire la confiance et l'estime de soi pour mieux faire face au rejet.

Pour l'enfant :

- Reconnaissance des émotions : L'enfant apprend à identifier ses propres sentiments, souvent confus, envers chaque parent
- Déconstruction des croyances : Si l'enfant a intégré des messages négatifs sur le parent rejeté, les TCC peuvent l'aider à questionner
  ces croyances et à distinguer la réalité de l'influence extérieure
- Développement de l'esprit critique : Les TCC encouragent l'enfant à exprimer ses besoins et ses expériences de manière authentique, sans peur ni manipulation
- Gestion de l'anxiété ou de la culpabilité : Les exercices cognitifs et comportementaux réduisent le stress lié à la loyauté partagée

Pour la relation parent-enfant :

- Expositions progressives : Des rencontres structurées et sécurisées peuvent être organisées pour rétablir le lien progressivement
- Travail sur les interactions positives : On favorise les expériences partagées

agréables afin de reconstruire la confiance et l'affection

- Entraînement aux habiletés sociales : Cela aide à rétablir une communication ouverte et respectueuse

• *La thérapie EMDR (ou équivalent) :*

Développée par la psychologue américaine Francine Shapiro, la désensibilisation et retraitement par les mouvements oculaires, est aussi très intéressante dans le contexte de rejet parental, mais elle agit différemment des TCC. Là où les TCC travaillent sur les pensées et les comportements, l'EMDR ou équivalent se concentre sur le traumatisme émotionnel et la façon dont il est stocké dans le cerveau.

Pour le parent rejeté :

- Traitement du traumatisme lié au rejet : L'aliénation parentale peut être vécue comme une perte ou un abandon, entraînant colère, honte ou détresse profonde. L'EMDR aide à retraiter ces souvenirs douloureux pour diminuer leur charge émotionnelle

- Réduction des symptômes de stress post-traumatique : Certains parents développent anxiété, insomnie ou flashbacks liés aux conflits familiaux. L'EMDR peut réduire ces symptômes

- Renforcement de la résilience : Une fois les souvenirs retraités, le parent peut interagir avec l'enfant avec plus de calme et de stabilité émotionnelle

Pour l'enfant :

- Traitement des expériences traumatisantes : Les conflits parentaux, les séparations forcées
  ou les loyautés partagées peuvent être très stressants. L'EMDR aide à libérer la charge émotionnelle liée à ces expériences
- Réduction de la culpabilité et de la peur : L'enfant peut avoir intégré des messages négatifs ou ressenti qu'il devait « choisir » un parent. L'EMDR l'aide à se détacher de cette pression émotionnelle
- Renforcement du sentiment de sécurité : En retraitant les souvenirs difficiles, l'enfant retrouve une base émotionnelle plus stable pour rétablir le lien avec les deux parents

Pour la relation parent-enfant :

- Neutralisation des émotions intenses : Une fois les blessures émotionnelles apaisées, il est plus facile d'organiser des rencontres apaisées entre parent et enfant

- Reconstruction du lien : Le travail sur le traumatisme permet de diminuer les réactions défensives, favorisant une reprise progressive de la relation.

D'autres chemins thérapeutiques existent et sont repris dans le tableau ci-après :

Degré d'emprise	**Thérapies / Interventions**	**Objectifs principaux**
Légère ***(L'enfant montre des réticences mais reste capable d'interactions positives avec le parent rejeté)***	Thérapie individuelle de l'enfant (soutien, loyauté) Thérapie de la coparentalité Médiation familiale Soutien psychologique du parent rejeté	Prévenir l'aggravation, maintenir le lien, réduire les tensions
Modérée ***(L'enfant rejette fortement le parent mais des contacts sont encore possibles, parfois hostiles ou ambivalents)***	Programmes de réunification parent-enfant Rencontres supervisées Soutien judiciaire (droit de contact) Psychoéducation de l'enfant et du parent gardien	Restaurer progressivment la relation, désamorcer le conflit parental
Sévère ***(L'enfant refuse catégoriquement tout contact avec le parent rejeté, discours rigide, rupture totale du lien)***	Interventions judiciaires fortes (changement de garde, mesures coercitives, placement extérieur) Programmes intensifs de restauration du lien (stages spécialisés) Encadrement thérapeutique structuré (enfant + parent aliénant) Accompagnement psychologique du parent rejeté Groupes de soutien	Briser le cercle de la disqualification, recréer un contexte favorable au lien

Les neurosciences nous disent aujourd'hui que ces blessures ne sont pas définitives. Le cerveau possède une capacité étonnante de transformation. Il peut se réorganiser, créer de nouvelles connexions, adoucir les traces laissées par le stress ou le traumatisme.

Dans les thérapies qui s'occupent de l'exclusion parentale, l'enfant est peu à peu invité à réparer le fil de son histoire. Ce n'est pas un travail brutal ni une confrontation forcée avec le parent rejeté. C'est plutôt une lente reconstruction, presque comme si on aidait son cerveau et son cœur à retrouver un chemin interrompu.

Parfois, le corps lui-même garde la mémoire des tensions : une boule au ventre, des maux de tête, une agitation ou d'autres manifestations psychosomatiques. Les thérapies holistiques travaillent aussi sur le lien corps-esprit, et donc sur la détente physique, sur la respiration, sur le mouvement, afin que le corps cesse d'être en alerte permanente. Le yoga, le shiatsu, l'ostéothérapie par exemple, induisent un relâchement qui ouvre la porte à une meilleure intégration des souvenirs. Ceux-ci ne sont alors plus vécus comme des dangers mais comme des fragments d'une histoire qui peut être comprise et apaisée.

Le travail de réparation est long, douloureux, mais quelques fois possible.

Il repose sur une reconnaissance de l'histoire réelle, une restauration de la confiance dans l'altérité, et parfois un acte symbolique de réconciliation (écrire une lettre, planter un arbre ensemble etc..).

Les traces laissées par la disqualification parentale ne sont ni anecdotiques, ni toujours visibles. Mais elles peuvent, dans certains cas, être reconnues, comprises et parfois réparées, si la société et les institutions en prennent la mesure. Le soutien thérapeutique, la validation du vécu, et la justice peuvent ouvrir la voie à une reconstruction.

Au terme de ce chemin, le but recherché n'est pas uniquement d'apaiser la relation avec le parent rejeté. C'est aussi la réconciliation de l'enfant avec son monde intérieur ; afin de lui permettre de retrouver une identité plus unifiée, une mémoire plus cohérente, et la liberté d'aimer sans être entravé par les loyautés silencieuses et contraignantes du passé.

Conclusion

L'étude de l'emprise et de la disqualification parentale révèle des dynamiques complexes aux effets profonds et durables sur le développement psychologique et social des individus concernés. Ces phénomènes, bien que souvent invisibles ou minimisés, engendrent des ruptures dans les liens familiaux et des traumatismes qui peuvent traverser plusieurs générations. La compréhension fine de ces mécanismes est ainsi indispensable pour mieux prévenir leurs conséquences, soutenir les victimes, et promouvoir des environnements familiaux sains et respectueux.

Le constat actuel souligne la nécessité d'une approche multidisciplinaire intégrant les apports de la psychologie, de la sociologie, des neurosciences, du droit et de la protection de l'enfance. Seule une collaboration étroite entre ces champs permettra de construire des dispositifs d'accompagnement adaptés, qui reconnaissent la complexité des situations d'emprise et de disqualification, tout en garantissant la protection des droits fondamentaux de chaque membre de la famille.

En outre, la sensibilisation des professionnels, mais aussi du grand public, demeure un enjeu majeur. En effet, les mécanismes d'emprise reposent souvent sur des dynamiques insidieuses et sournoises, difficilement détectables sans une connaissance approfondie. La formation continue des intervenants sociaux, éducatifs et médicaux, mais aussi des avocats et des magistrats est donc essentielle pour favoriser une détection précoce et une intervention pertinente, évitant ainsi l'aggravation des situations.

Sur le plan juridique, les évolutions récentes témoignent d'une prise de conscience progressive, mais restent insuffisantes face à la complexité des situations rencontrées. Il est nécessaire que le cadre législatif et judiciaire évolue pour mieux protéger les victimes, particulièrement les enfants, en garantissant des procédures plus sensibles aux enjeux psychologiques sous-jacents, tout en évitant les logiques de disqualification mutuelle. La France accuse un retard certain en la matière. Et encore plus lorsque le parent disqualifiant est la mère. Sans aller jusqu'à qualifier la justice de « sexiste » ou « pro- mère » car toute surgénéralisation s'avère contre-productive, force est de constater que les stéréotypes de genre ont la vie dure.

Dans un pays latin, méditerranéen comme le nôtre, la mère reste largement considérée comme étant intrinsèquement bienveillante et protectrice. Les mères manipulatrices et/ou à tendance perverse le savent parfaitement et en jouent avec virtuosité.

Pourtant, à l'heure ou la parité est devenue un dogme, ou l'émancipation féminine a pris - fort heureusement - un essor considérable, il serait peut- être temps de redéfinir certaines bases sociétales et éviter de basculer d'une société purement masculiniste à une société purement féministe, l'une étant aussi délétère que l'autre, malgré des modalités différentes.

Pour autant, certains pays comme le Brésil, l'Argentine, le Danemark ont intégré dans leurs lois la reconnaissance de la disqualification parentale et mis en pratique des dispositifs spécifiques. Le Canada, l'Angleterre et les Etats-Unis reconnaissent ce fléau et l'intègrent dans leur pratique judiciaire et sociale.

Enfin, il convient d'ouvrir la réflexion vers l'avenir en intégrant les avancées scientifiques, notamment en neurosciences et en psychologie développementale, afin de mieux comprendre les mécanismes de résilience et de reconstruction après des expériences d'emprise. Le développement d'outils thérapeutiques innovants et personnalisés, ainsi que la promotion d'un dialogue interdisciplinaire renforcé, constitueront des leviers essentiels pour accompagner les victimes vers une reconstruction durable.

Ce travail vise à encourager une mobilisation collective, éclairée et coordonnée, pour transformer les réponses apportées à ces problématiques. C'est en cultivant une meilleure compréhension et en favorisant une action concertée que l'on pourra espérer réduire l'impact de l'emprise et de la disqualification parentale sur les générations futures, contribuant ainsi à l'émergence de familles plus épanouies, respectueuses et inclusives.

En gardant toujours à l'esprit, comme objectif prioritaire, la sauvegarde de l'intérêt des enfants qui restent les premières victimes de cette forme de maltraitance intra-familiale particulièrement insidieuse et violente.

Ce n'est qu'en remplissant ces conditions qu'ils cesseront d'être des otages.

Les otages du silence.

Bibliographie

Bensussan, Paul. *Aliénation parentale : abus psychologique de l'enfant et DSM-5*, L''Encéphale, 2017.

Beauvois Jean-Léon et Joule Robert-Vincent : *Petit traité de manipulation à l'usage des honnêtes gens*. Presses Universitaires de Grenoble, 1987.

Greene, Robert. *Les 48 lois du pouvoir,* Alisio, 2009.

Buffet, Anne-Laure. *Victimes de violences psychologiques : de la résistance à la reconstruction,* Le Passeur, 2016.

Cukor, George. *Gaslight* . Etats-Unis. Film sorti en 1944.

Boszormenyi-Nagy, Yvan, *Invisible Loyalties: Reciprocity in Intergenerational Family Therapy,* Harper & Row, 1973.

Gardner Richard, *The parental alienation syndrome : A guide for mental health ans legal professionals*, Creative Therapeutics, 1992.

Juston, Marc ; Site : marc-juston-mediateur.com Article : *le Juge aux Affaires Familiales et la médiation familiale.*

Houzel, Didier, *L'aube de la vie psychique*, Erès, 2002.

Cyrulnik, Boris, *Les vilains petits canards,* Odile Jacob, 2001.

Corneau, Guy, *Père manquant, fils manqué*, Les Editions de l'homme, 2003

Hirigoyen, Marie-France*, Le harcèlement moral,* Syros, 1998.

Forward, Susan, *Parents toxiques,* Marabout, 2002

Dolto, Françoise, *Quand les parents se séparent*, Éditions du Seuil, 1988

Miller, Alice, C'est pour ton bien, Éditions Aubier, 1985

Badinter, Élisabeth, *L'Amour en plus : Histoire de l'amour maternel*, Éditions Flammarion, 1980.

Cyrulnik, Boris, *Un merveilleux malheur,* Odile Jacob, 1999

Hirigoyen, Marie-France*, Séparations avec enfants, Editions la Découverte*, 2024

Håkansson, Gunilla, Shared *parenting and child wellbeing in Scandinavia*, Etude universitaire, 2019

Table des matières

Chez l'enfant :

Remerciements

Je souhaite exprimer ma plus profonde gratitude à toutes celles et ceux qui ont rendu possible l'écriture de ce livre.

Hugo, mon fils, occupe une place particulière sur ce chemin. Merci d'être cette source de lumière et de force. Chaque jour, ta patience, ton intelligence, ton courage et ta confiance m'ont accompagné et inspiré. Je suis fier d'être ton père, et fier que tu sois mon fils.

À ses côtés, ma compagne a été une présence attentive et lumineuse. Ton écoute active et ton amour sans condition m'ont porté dans les moments les plus sombres comme ils me portent dans les plus heureux, offrant une force et une clarté que je n'aurais jamais cru possibles.

Mon père, bien que disparu, demeure un guide silencieux. L'amour et les valeurs que tu m'as transmis façonnent encore l'homme que je suis aujourd'hui. Ton absence se fait sentir chaque jour, mais ta présence intérieure éclaire chacun de mes pas. Je sais que, là où tu es, tu continues de veiller sur moi.

Autour de moi, mes ami(e)s proches,

devenu(e)s une véritable famille, ont offert encouragements, soutien sincère et regards bienveillants. Votre amitié est un refuge solide dans les tempêtes, et vos paroles nourrissent ma résilience.

Monique Atlan a, avec générosité et rigueur, pris le temps de lire et de me conseiller sur ce premier essai.

Roger-Pol Droit, par la richesse de son expérience et la pertinence de son regard, a offert une guidance précieuse.

Enfin, toutes celles et ceux que j'ai eu la chance de croiser ou d'accompagner au fil des années ont laissé une empreinte dans ce travail. Par leurs histoires, leur bienveillance ou simplement leur humanité, ils m'ont tant apporté. Vos paroles, vos conseils, vos vécus ont nourri ce projet et lui ont donné tout son sens.

Sans l'apport de vous tous, cet ouvrage n'aurait pas vu le jour.

Merci.

www.ingramcontent.com/pod-product-compliance
Lightning Source LLC
LaVergne TN
LVHW022202200926
848481LV00006B/1822